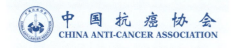

胆道恶性肿瘤（2022）
靶向及免疫治疗指南

GUIDELINES FOR TARGETED
THERAPY AND IMMUNOTHERAPY FOR BILIARY TRACT MALIGNANCIES (2022)

组织编写　中国抗癌协会胆道肿瘤专业委员会

主　编　姜小清　李　强
副主编　李　斌　纪　元　袁振刚

人民卫生出版社
·北 京·

版权所有,侵权必究!

图书在版编目(CIP)数据

中国抗癌协会胆道恶性肿瘤靶向及免疫治疗指南.2022/中国抗癌协会胆道肿瘤专业委员会组织编写;姜小清,李强主编. —北京:人民卫生出版社,2023.2
ISBN 978-7-117-34532-3

Ⅰ.①中… Ⅱ.①中…②姜…③李… Ⅲ.①胆管肿瘤—治疗—指南 Ⅳ.①R735.85-62

中国国家版本馆CIP数据核字(2023)第032150号

人卫智网	www.ipmph.com	医学教育、学术、考试、健康,购书智慧智能综合服务平台
人卫官网	www.pmph.com	人卫官方资讯发布平台

中国抗癌协会胆道恶性肿瘤靶向及免疫治疗指南(2022)
Zhongguo Kang'ai Xiehui Dandao Exing Zhongliu Baxiang ji Mianyi Zhiliao Zhinan(2022)

组织编写:中国抗癌协会胆道肿瘤专业委员会
主　　编:姜小清　李　强
出版发行:人民卫生出版社(中继线 010-59780011)
地　　址:北京市朝阳区潘家园南里19号
邮　　编:100021
E - mail:pmph@pmph.com
购书热线:010-59787592　010-59787584　010-65264830
印　　刷:廊坊一二〇六印刷厂
打击盗版举报电话:010-59787491　E-mail:WQ@pmph.com
质量问题联系电话:010-59787234　E-mail:zhiliang@pmph.com
数字融合服务电话:4001118166　E-mail:zengzhi@pmph.com

经　　销:新华书店
开　　本:787×1092　1/32　印张:4.5
字　　数:111千字
版　　次:2023年2月第1版
印　　次:2023年3月第1次印刷
标准书号:ISBN 978-7-117-34532-3
定　　价:49.00元

指南工作组

主　编　姜小清　李　强
副主编　李　斌　纪　元　袁振刚
编　委　（以姓氏汉语拼音为序）

曹　宏　吉林大学中日联谊医院
崔云甫　哈尔滨医科大学附属第二医院
戴朝六　中国医科大学附属盛京医院
邓侠兴　上海交通大学医学院附属瑞金医院
董　辉　海军军医大学第三附属医院（东方肝胆外科医院）
高　鹏　甘肃省人民医院
韩　风　河南省肿瘤医院
洪德飞　浙江大学医学院附属邵逸夫医院
胡　冰　海军军医大学第三附属医院（东方肝胆外科医院）
胡智明　浙江省立同德医院
黄建钊　贵州省人民医院
纪　元　复旦大学附属中山医院
姜小清　海军军医大学第三附属医院（东方肝胆外科医院）

李　斌　海军军医大学第三附属医院（东方肝胆外科医院）
李　强　天津医科大学肿瘤医院
李富宇　四川大学华西医院
李升平　中山大学附属肿瘤医院
刘　超　中山大学孙逸仙纪念医院
刘厚宝　复旦大学附属中山医院
刘天舒　复旦大学附属中山医院
刘颖斌　上海交通大学医学院附属仁济医院
罗祥基　海军军医大学第三附属医院（东方肝胆外科医院）
仇毓东　南京大学医学院附属鼓楼医院
唐　峰　复旦大学附属华山医院
王　鲁　复旦大学附属肿瘤医院
王剑明　华中科技大学同济医学院附属同济医院
王小钦　复旦大学循证医学中心
易　滨　海军军医大学第三附属医院（东方肝胆外科医院）
殷晓煜　中山大学附属第一医院
尹　涛　湖北省肿瘤医院
袁振刚　海军军医大学第三附属医院（东方肝胆外科医院）

曾　勇　四川大学华西医院
张　倜　复旦大学附属肿瘤医院
赵海涛　中国医学科学院北京协和医院
周家华　东南大学附属中大医院

指 导 专 家 组	姜小清　李　强　刘天舒　唐　峰　刘颖斌　曾　勇　崔云甫
执　　笔　　人	李　斌　纪　元
研究信息及数据收集	李　斌　郝　庆
证 据 评 价 组	王小钦　袁振刚　李　斌　赵海涛　仇毓东　张　倜　戴朝六
共 识 形 成 组	曹　宏　董　辉　邓侠兴　高　鹏　胡　冰　洪德飞　韩　风　黄建钊
	胡智明　李富宇　李升平　刘　超　刘厚宝　罗祥基　王剑明　王　鲁
	易　滨　周家华　尹　涛　殷晓煜
方 法 学 专 家 组	王小钦　刘天舒
外　审　专　家	

王红阳　国家肝癌科学中心
肖　晟　哈佛大学医学院附属布列根和妇女医院
丛文铭　海军军医大学第三附属医院（东方肝胆外科医院）
陈　骏　南京大学医学院附属鼓楼医院

前 言

胆管癌、胆囊癌等胆道恶性肿瘤是恶性程度高、预后不良的消化系统疾病,严重威胁人群健康。随着胆道疾病临床诊疗理念和技术的不断进步,包括强调重视癌前病变的规范化"防-筛"诊疗,以及肿瘤切除、射频消融、微波消融、不可逆性电穿孔消融、灌注栓塞化疗、胆管内支架、内/外照射放疗等丰富多样的局部治疗方法,既不断完善了胆道恶性肿瘤规范化治疗的理念和策略,又提高了疾病治疗的有效性和安全性。但由于胆道恶性肿瘤致病危险因素多样、关联"肝-胰-肠"的解剖特点复杂、早期临床症状隐匿、进展期扩散转移途径多样,以及系统化疗效果的局限性,影响了胆道恶性肿瘤,特别是进展期/晚期患者的总体疗效,5年生存率为 5%~15%。

鉴于胆道恶性肿瘤发病率相对较低、分子机制复杂,既往胆道恶性肿瘤的分子靶向治疗药物研发进展缓慢。随着对胆管癌和胆囊癌分子特征的深入研究,推动胆道恶性肿瘤进入了精准医疗时代。近年来，国内外多项研究证实多个分子靶向药物和程序性死亡受体 1（programmed death-1，PD-1）/程序性死亡受体配体 1（programmed death-ligand 1，PD-L1）抑制剂对胆道恶性肿瘤具有明确疗效，靶向及免疫治疗有望成为胆道恶性肿瘤进展期、晚期、不可切除等患者的核心治疗策略。

为推动国内胆道恶性肿瘤靶向治疗、免疫治疗及相关分子病理诊疗技术的临床规范化应用，中国抗癌协会胆道肿瘤专业委员会针对国内外相关研究的进展和循证医学证据级别，邀请国内学科领域内多位专家，经反复讨论、决议后形成了本指南，希冀能够为胆道肿瘤专科医师临床诊疗方案的制订和执行提供翔实的参考依据。

2023 年 1 月 20 日

目　录

一、指南介绍 ·· 1
　（一）　指南发布背景 ··· 1
　（二）　指南声明 ··· 2
　（三）　指南涉及临床问题收集方案及流程 ······································ 3
　（四）　研究信息及数据收集方案 ·· 4

二、胆道肿瘤病理分类及分子特征研究进展 ··· 6
　（一）　胆道肿瘤病理组织学分类 ·· 6
　（二）　胆道恶性肿瘤分子病理研究进展 ··· 7
　（三）　胆道恶性肿瘤分子靶点检测相关技术要点 ··························· 10
　（四）　胆道恶性肿瘤潜在治疗获益的分子靶点研究进展 ·················· 11
　（五）　胆道恶性肿瘤免疫治疗响应相关生物标志物 ······················· 13

　　　　指南意见 1 ··· 16

三、胆道恶性肿瘤靶向治疗 ··· 18
（一）局部晚期/转移性/不可切除肝内胆管癌，携带 *FGFR2* 基因融合或重排 ············ 18
　　　　指南意见 2 ··· 23
（二）携带 *IDH1* 基因突变的不可切除肝内胆管癌 ································· 24
　　　　指南意见 3 ··· 25
（三）携带 *BRAF* 基因突变的不可切除胆道恶性肿瘤 ······························· 26
　　　　指南意见 4 ··· 30
（四）携带 *RET* 基因融合的局部晚期/转移性/不可切除胆道恶性肿瘤 ················ 30
　　　　指南意见 5 ··· 34
（五）携带 *NTRK* 基因融合的不可切除胆道恶性肿瘤 ······························· 34
　　　　指南意见 6 ··· 37
（六）携带 *HER2* 基因扩增或过表达的不可切除胆道恶性肿瘤 ······················· 38
　　　　指南意见 7 ··· 39

四、胆道恶性肿瘤免疫治疗 ··· 40
（一）免疫检查点抑制剂单药治疗方案 ··· 40
（二）免疫检查点抑制剂联合化疗方案 ··· 42

（三）免疫检查点抑制剂联合泛靶点、血管生成抑制剂治疗方案 ······ 43
　　（四）其他已公开报道阶段性临床研究结果的治疗方案 ······ 44
　　　　指南意见 8 ······ 46
五、肿瘤高通量基因检测要点 ······ 48
　　（一）肿瘤高通量基因检测相关法规及检测机构资质要求、管理规定 ······ 48
　　（二）被检测者知情同意文件具体内容 ······ 49
　　（三）样本规范采集要点 ······ 49
　　（四）检测流程规范化及生信分析报告标准化要点 ······ 51
　　　　指南意见 9 ······ 52
附　录 ······ 53
　　附录一　胆道肿瘤分子特征研究进展 ······ 53
　　附录二　肿瘤高通量测序术语 ······ 58
　　附录三　胆道恶性肿瘤免疫治疗响应相关生物标志物研究进展 ······ 62
　　附录四　其他在研胆道恶性肿瘤免疫治疗方案 ······ 67
　　附录五　晚期胆道恶性肿瘤靶向治疗Ⅰ~Ⅲ期临床试验 ······ 75
　　附录六　胆道恶性肿瘤相关Ⅰ~Ⅲ期免疫治疗临床研究项目 ······ 88
参考文献 ······ 114

有限，且上述临床研究主要基于欧美人群，适宜中国人群的针对性治疗方案尚有待进一步探索。中国抗癌协会（China Anti Cancer Association，CACA）胆道肿瘤专业委员会针对国内外胆道恶性肿瘤靶向及免疫治疗方案的研究进展、临床规范化应用等热点问题，邀请国内学科领域内多位专家组成工作组，对上述热点问题的循证医学证据进行了梳理和总结，制定了《中国抗癌协会胆道恶性肿瘤靶向及免疫治疗指南（2022）》。指南分为专业版和简要版，专业版为胆道肿瘤专科医师临床诊疗提供参考依据，简要版为基层临床医师及胆道肿瘤患者临床诊治提供参考信息，本书为本指南专业版。

目前国内外胆道恶性肿瘤靶向及免疫治疗方案涉及临床问题的高级别循证医学证据较为有限，本指南鼓励患者在专科医师指导下参与相关高质量临床研究项目，以推动形成中国的胆道恶性肿瘤规范化靶向及免疫治疗高级别循证医学证据方案。

（二）指南声明

本指南采用 GRADE（grading of recommendations assessment, development and evaluation）证据分级系统和推荐强度，对相关治疗方案给予指南意见。指南对相关证据进行 A、B、C、D 等 4 类质量分级，其中 A 为质量最优证据，D 为质量最弱证据；根据证据质量分级形成指南推荐强度，1 代表指南强推荐，2 代表指南弱推荐。结合证据质量分级和推荐强度，本指南对胆道恶性肿瘤靶向及免疫治疗方案形成了 1A、1B、1C、1D 及 2A、2B、2C、2D 等具体意见。

一、指南介绍

（一）指南发布背景

胆道恶性肿瘤包含肝内胆管癌（intrahepatic cholangiocarcinoma，iCCA）、肝外胆管癌（extrahepatic cholangiocarcinoma，eCCA）及胆囊癌（gallbladder cancer，GBC），约占所有消化道恶性肿瘤的3%[1]，近年来发病率呈上升趋势[2]。手术治疗、放疗、化疗是胆道恶性肿瘤主要治疗方法，其中手术治疗仍是目前唯一可能根治性的治疗方案[3]。但由于胆道恶性肿瘤发病隐匿、缺乏特异性症状，早期发现及确诊困难，约50%的胆道恶性肿瘤患者在确诊时已为进展期，生存期低于1年[4]。仅有10%左右的患者就诊时具有手术机会，术后1年内的转移复发率高达67%，5年生存率为5%~15%[5]。

虽然多项Ⅲ期临床研究结果[6-8]为根治性切除胆道恶性肿瘤术后辅助化疗、进展期不可切除肿瘤或复发性肿瘤治疗性化疗方案提供更为客观的证据，但目前系统化疗为患者带来的生存获益较为本指南已于"国际实践指南注册与透明化平台（Practice Guideline Registration for Transparency）"注册（注册号：PREPARE-2022CN735；注册时间：2022-11-16）。项目立项计划书已递交注册机构，并可公开获取。

本指南受中国抗癌协会学术部及至本医疗科技有限公司资助，资助经费用于项目注册、召开共识会议等工作事项。本指南所有推荐意见的形成均未受相关经费资助的影响。

本指南未受到推荐意见涉及的相关医药企业各种形式的资助，指南编委会及各工作组成员无相关医药企业人员，无相关利益冲突。

（三）指南涉及临床问题收集方案及流程

1. 对国内外胆道恶性肿瘤靶向及免疫治疗方案及相关药物临床获批情况，进行系统查找及阅读。在中国抗癌协会胆道肿瘤规范化诊疗协作组内展开胆道肿瘤临床规范化诊疗专科医师调研。结合文献信息检索结果和专科医师调研结果，初步确定了25个临床问题。

2. 召开专家组会议，确定了胆道恶性肿瘤"分子特征研究进展""靶向治疗""免疫治疗""高通量基因检测要点及免疫治疗响应相关生物标志物"四大类20个关键临床问题纳入本指南展开论述。

（四）研究信息及数据收集方案

1. 本指南涉及的研究信息及数据，均为 PubMed、Medline、Embase、SCI-Hub 可公开检索信息，并在美国临床试验数据库（ClinicalTrials.gov）或中国临床试验注册中心（Chictr.org）注册项目。

截至 2022 年 12 月 1 日，上述数据库公开发布的相关文献，均被纳入指南信息检索范围。文献发表的语言、地区、研究对象年龄、随访时间等均未设限制。检索的医学主题词术语和自由词组合包括 "cholangiocarcinoma（CCA，胆管癌）""bile duct tumor（BTC，胆道肿瘤）""gallbladder cancer（GBC，胆囊癌）""targeted therapy（靶向治疗）""immune checkpoint inhibitor（ICI，免疫检查点抑制剂）"。

截至 2022 年 12 月 1 日，美国临床肿瘤学会（American Society of Clinical Oncology，ASCO）和欧洲肿瘤内科学会（European Society of Medical Oncology，ESMO）会议报道数据（含摘要和壁报），均被纳入指南信息检索范围。

2. 研究信息选择标准

2.1 靶向治疗药物方案纳入标准　①已受美国食品药品管理局（Food and Drug Administration，FDA）/中国国家药品监督管理局（National Medical Products Administration，NMPA）获批治疗胆道肿瘤的药物方案；②经美国国家综合癌症网络（National Comprehensive Cancer Network，NCCN）肝胆肿瘤指南推荐治疗胆道肿瘤的药物方案；③经中国 NMPA 获批用于其他瘤种，但已有临床研究结果支持的可应用于治疗胆道肿瘤的药物方案。

2.2 免疫治疗药物方案纳入标准 ①胆道肿瘤或包含胆道肿瘤的实体瘤，免疫抑制剂治疗单药疗法或联合用药方案，前瞻性、临床试验Ⅰb-Ⅱ期及以上研究；②研究报告需包含以下临床结局信息：无进展生存期（progression free survival，PFS）、总生存期（overall survival，OS）、客观缓解率（objective response rate，ORR）、疾病控制率（disease control rate，DCR）、不良事件（adverse event，AE）。

2.3 研究信息排除标准 ①社论、综述和病例报告；②仅包含细胞实验和/或动物实验研究结果；③未提供研究结果或与结果不相关；④研究结果未达到设计目标；⑤对同一临床研究项目，仅纳入公开报道的阶段性数据更新结果，既往报道数据信息予以排除。

二、胆道肿瘤病理分类及分子特征研究进展

（一）胆道肿瘤病理组织学分类

胆道恶性上皮性肿瘤构成了胆道恶性肿瘤的主要类型（表1），胆管腺癌或胆囊腺癌占主要部分[9]。2019年世界卫生组织（World Health Organization，WHO）病理学分类标准中将胆囊及胆管系统腺瘤、囊腺瘤、乳头状瘤等良性肿瘤归于癌前病变。

表 1 WHO 胆道恶性上皮性肿瘤组织学分类（2019 版）

肿瘤部位	恶性上皮性肿瘤
肝内胆管	大胆管型；小胆管型；未分化癌；混合性肝细胞–肝内胆管癌；神经内分泌肿瘤（1~3 级）；大细胞神经内分泌癌；小细胞神经内分泌癌；混合性神经内分泌–非神经内分泌肿瘤；其他少见类型
胆囊及肝外胆管	腺癌，非特指，肠型；透明细胞腺癌；黏液囊性肿瘤相关浸润性癌；黏液腺癌；囊内/管内乳头状肿瘤相关浸润性癌；鳞状细胞癌；未分化癌；腺鳞癌（鳞癌成分＞25%）；神经内分泌肿瘤（1~3 级）；大细胞神经内分泌癌；小细胞神经内分泌癌；混合性神经内分泌–非神经内分泌肿瘤

（二）胆道恶性肿瘤分子病理研究进展

胆道恶性肿瘤特征性的驱动基因、免疫微环境特点，尚未明确；胆道恶性肿瘤较为独特的病理组织学特点，决定了在进行肿瘤"分子分型"的同时，依然要考虑其"病理分型"的重要性；胆道恶性肿瘤不同的流行病学致病因素，导致肿瘤驱动基因及肿瘤免疫微环境必然存在较大差异。因此，建立准确、合理、可行的分子分型系统是胆道恶性肿瘤治疗迈入精准医学时代的关键所在。

研究发现，胆道恶性肿瘤基因组多样性和异质性与肿瘤起源部位、流行病学危险因素及临床病理特征等多个方面密切相关。相关信息详见附录一。

1. 胆管系统不同区域起源上皮性肿瘤间的分子特征存在较显著差异　依据肿瘤在胆管系统内起源区域的差异，胆道恶性肿瘤主要分为胆囊癌、肝内胆管癌和肝外胆管癌。随着高通量测序（high-throughput sequencing）技术的应用，多项研究公布了不同起源部位胆道肿瘤的基因改变，如 *FGFR2* 融合、*IDH1/2* 和 *BRAF* V600E 突变多见于肝内胆管癌，而 *TP53*、*KRAS* 和 *BRCA1* 突变多见于肝外胆管癌，*ERBB2* 扩增突变在胆囊癌中更为多见[10-19]。

2. 起源同区域的胆道恶性肿瘤之间分子特征存在差异　研究显示，即使同一胆管系统区域的胆道恶性肿瘤分子特征也存在差异，通常在大胆管病理亚型肝内胆管癌中 *IDH1/2* 突变和 *FGFR2* 融合变异少见，而上述特征更多见于小胆管病理亚型肝内胆管癌[20-22]。

3. 流行病学因素对胆道恶性肿瘤分子特征的影响

3.1 人种、流行病学危险因素间的差异，可能与胆道恶性肿瘤患者人群间的分子特征差异密切相关。中国胆道恶性肿瘤人群可见更高的乙型肝炎、结石等流行病学危险因素[23]。欧美国家胆道恶性肿瘤人群中代谢综合征、丙型肝炎和酗酒是流行病学高危险因素[24]。研究汇总，欧美国家肝内胆管癌患者群体中总体呈现出 *FGFR2* 融合与中国患者群体相近的特点，*IDH1* 突变高于中国患者群体，其中 *FGFR2* 融合发生率在欧美国家为 5.5%~16%[17,25-32]、在中国为 5.5%~12.5%[33-38]；*IDH1* 突变发生率在欧美国家为 19%~30%[17,25,28-29,39]、在中国为 6.5%~20%[33,37-38,40-41]。

- 中美对比研究报道：对肝内胆管癌石蜡包埋癌组织全基因组检测，164 例中国队列中 *KMT2C*、*BRCA1/2* 和 *DDR2* 突变频率显著高于美国队列，283 例美国队列中 *CDKN2A/B* 和 *IDH1/2* 突变频率高于中国队列。中国队列呈现出更高的 DNA 损伤修复突变和肿瘤突变负荷（tumor mutation burden, TMB）[42]。

3.2 胆管系统不同起源部位癌组织间的分子景观呈现出一定的差异性,可能与不同类型胆道恶性肿瘤流行病学致病危险因素的差异相关。流行病学因素和胆道恶性肿瘤分子特征相关研究多集中于肝内胆管癌,而胆囊癌和肝外胆管癌相关研究报道显著少于肝内胆管癌[19,38,42-44]。

- 中国医学科学院北京协和医院等多中心临床研究报道:含有马兜铃酸特征的肝内胆管癌患者的 TMB 明显高于非马兜铃酸特征肝内胆管癌患者,表明马兜铃酸暴露会导致胆管癌 DNA 损伤和体细胞突变的积累[19]。
- 海军军医大学第三附属医院(东方肝胆外科医院)等多中心临床研究报道:对 103 例肝内胆管癌进行肝脏炎症、纤维化和肝硬化相关特异性体细胞突变特征研究,发现 8 个潜在肝内胆管癌驱动基因(*TP53*、*KRAS*、*IDH1*、*PTEN*、*ARID1A*、*EPPK1*、*ECE2* 和 *FYN*),其中 *TP53* 突变多见于乙型肝炎表面抗原(hepatitis B surface antigen,HBsAg)血清阳性病例,而 *KRAS* 突变几乎仅见于 HBsAg 血清阴性病例[44]。
- 海军军医大学第三附属医院(东方肝胆外科医院)研究报道:对 40 例胆管癌临床样本、14 例胆管癌动物模型及 10 个胆管癌细胞系进行靶向 *PTEN* 基因全长深度测序发现,肿瘤抑制基因(抑癌基因)*PTEN* 总体突变率(基因拷贝数同源或杂合缺失、外显子短片段移码或非移码缺失、单核苷酸非同义突变等)超过 50%;其中,引起 PTEN 蛋白缺失的基因突变类型约为 30%。*PTEN* 基因突变或缺失使蛋白酶体活性显著升高,促进肿瘤细胞的恶性生物学行为。进一步临床队列研究也显示,*PTEN* 缺失的胆管癌患者疾病进展迅速、极易发生肿瘤远处转移,总体预后差[45]。

4.疾病进程对胆道恶性肿瘤分子特征产生的影响　不同胆道恶性肿瘤患者群体疾病发展的各个阶段，分子特征存在一定差异。如在进展期以上患者中，*TP*53、*KRAS*基因突变更为多见[19,46]。

（三）胆道恶性肿瘤分子靶点检测相关技术要点

1. 荧光原位杂交（fluorescence in situ hybridization，FISH）　利用DNA作为杂交靶标，与荧光基团偶联的核苷酸结合探针互补序列经变性-退火-复退火过程，实现基因检测。适用于检测石蜡组织、血液、细胞、骨髓液、尿液等样本。

2. 免疫组织化学（Immunohistochemistry，IHC）　利用抗原与抗体特异性结合的原理，通过化学反应将标记抗体的显色剂确定细胞内抗原的定位、定性并进行相对定量的研究。适用于检测石蜡切片、冷冻切片、组织印片及细胞培养片等样本。

3. 聚合酶链反应（polymerase chain reaction，PCR）　利用体外酶促合成特异DNA片段，通过高温变性模板、引物与模板退火、引物沿模板延伸等多次循环反应，使目的DNA迅速扩增，实现基因分离、克隆、核苷酸序列分析、突变体和重组体构建等研究目的。适用于检测石蜡切片、冷冻切片、细胞培养片等样本。

4. 高通量测序　基于PCR和基因芯片发展而来的高通量测序技术，引入可逆终止末端，从而实现合成与测序同步完成。基于DNA/RNA杂交原理，利用目标基因组区域定制的探针与基因组DNA进行芯片杂交或溶液杂交，将目标基因区域DNA富集，再通过高通量技术测序，其测序过程是通过 cDNA 或寡聚核苷酸置于芯片上制成列阵，将芯片固定好的已知序列核苷酸探针与溶液中含有荧光标记的相应核苷酸序列进行互补配对，根据测序仪显示的荧光位置和强度，获取每组点阵信息，利用生物信息学算法确定研究目标核苷酸序列组成。适用于检测新鲜组织标本、石蜡切片、血浆（游离 DNA/RNA）及肿瘤细胞等样本。

（四）胆道恶性肿瘤潜在治疗获益的分子靶点研究进展

相关靶向药物已在中国获批用于不同类型肿瘤临床治疗，分子靶点研究见表 2。

表 2 胆道恶性肿瘤潜在治疗获益的分子靶点研究进展（数据截至 2022 年 12 月 1 日）

分子特征	肝内胆管癌变异频率		肝外胆管癌变异频率		胆囊癌变异频率		检测方法
	欧美	中国	欧美	中国	欧美	中国	
FGFR2 融合/重排	5.5%~16%[17,25-31]	5.5%~12.5%[33-38]	0[32,47]	0[48]	0~3%[49]	0~1.7%[19,50]	FISH/基因测序

续表

分子特征	肝内胆管癌变异频率		肝外胆管癌变异频率		胆囊癌变异频率		检测方法
	欧美	中国	欧美	中国	欧美	中国	
IDH 1 突变	19%~30% [17,25,28-29,39]	6.5%~20% [33,37-38,40-41,51]	0~5.4% [17,32,47]	0~8.7% [33,37,48,51]	0~1.5% [52-53]	0.5%~1.7% [50-51]	基因测序
BRAF 突变	3%~7% [23,28,39]	1% [44]	1%~3% [47,54]	8% [48]	1% [55]	5.9% [16]	PCR/基因测序
ERBB2 (*HER2*) 突变/过表达	3%~3.7% [52,56]	8% [40]	1.3%~11% [47,52,57]	5%~6% [48]	8.3%~16% [52,55,58]	13.3%~14.8% [50-58]	IHC/FISH/基因测序
NTRK1-3 融合/重排	1.2%~3.6% [25,26]	2% [40]	—	—	—	1.7% [50]	FISH/PCR/基因测序
RET 融合/重排	1.1% [42]	1.8% [42]	—	—	—	—	FISH/基因测序

"—"代表尚缺乏有效来源数据。

（五）胆道恶性肿瘤免疫治疗响应相关生物标志物

目前，包括 PD-L1 表达、TMB、错配修复缺陷（mismatch repair-deficiency，dMMR）和微卫星不稳定性（microsatellite instability，MSI）等在内的多种生物标志物已被证实与实体肿瘤免疫治疗获益相关，在胆道恶性肿瘤方面也有多项研究评估免疫治疗相关分子标志物的报道。

1. 错配修复蛋白缺陷和微卫星不稳定性　MSI 是指在 DNA 复制时由重复和缺失导致的微卫星序列长度改变的现象，目前 PCR+ 毛细管电泳法是检测 MSI 的技术金标准。dMMR 可导致高度微卫星不稳定（microsatellite instability-high，MSI-H）现象，因此临床通常采用更为便捷的 IHC，通过检测肿瘤组织中 MLH1、MSH2、MSH6、PMS2 等错配修复蛋白表达来评估 dMMR 和 MSI[59]。随着高通量测序的发展（全基因组测序、全外显子组测序、靶向测序），高通量测序检测 MSI 更为普遍，相比 PCR 具有更大的检测通量、更广的基因筛选范围、更高的灵敏度和特异度等优势[60]。

根据现有研究报道，国内外胆道恶性肿瘤人群中，dMMR/MSI-H 发生率均较低。

- 欧美研究报道：MSI-H 与临床病理数据及胆管癌亚型的相关分析显示，MSI-H 在肝内胆管癌、肝门部胆管癌中分别占 1.3%（2/159）和 1.9%（2/106），而所有远端胆管癌（43）均为微卫星稳定性（microsatellite instability，MSS）[61]。
- 美国研究报道：胆道肿瘤 MSI-H 比例为 2.0%（7/352 例），其中肝内胆管癌为 2.5%（5/198），肝外胆管癌为 2.0%（1/50），胆囊癌为 1.0%（1/104）[10]。
- 中国医学科学院北京协和医院等多中心临床研究报道：803 例中国胆道恶性肿瘤（164 例胆囊癌，

475例肝内胆管癌，164例肝外胆管癌）样本高通量测序结果，MSI-H占比仅1.2%（10/803）[19]。后续在2022年ASCO汇报阶段性研究总结，对881例胆管癌（582例肝内胆管癌、299例肝外胆管癌）进行高通量测序，队列总MSI-H比例为5.3%（47/881），肝内胆管癌和肝外胆管癌占位分别为6.0%（35/582）和4.0%（12/299）[62]。

2. 肿瘤组织PD-L1表达　通过IHC检测PD-L1表达水平预测患者接受免疫治疗的疗效，已经在非小细胞肺癌、胃癌、尿路上皮癌等多种癌症中证明其预测价值。但PD-L1表达水平与胆道恶性肿瘤免疫治疗相关性的研究数据相对有限，且部分研究结果差异较大，尚有待深入研究。

- 美国研究报道一：在652例胆道恶性肿瘤中，IHC检测PD-L1阳性（SP142抗体；≥2+和/或≥5%的肿瘤细胞染色）占8.6%（56/652），其中在胆囊癌12.3%（25/203）、肝内胆管癌7.3%（27/372）和肝外胆管癌5.2%（4/77）[63]。
- 美国研究报道二：分别采用高通量测序、IHC、FISH和RNA测序检测1 502例胆道恶性肿瘤分子特征，其中IHC（SP142抗体）检测总体PD-L1蛋白表达阳性率约为7.9%（63/798），肝内胆管癌为8.1%（36/444），肝外胆管癌为6.9%（8/116），胆囊癌为8.0%（19/238）[10]。
- 中国研究报道：50例胆道恶性肿瘤患者，IHC（Dako 22c3抗体）检测PD-L1表达，PD-L1阳性状态定义为联合阳性评分（combined positive score，CPS）≥1。其中32%（16/50）患者CPS≥1[64]。

3. 肿瘤突变负荷　是指特定区域内体细胞非同义突变的个数，通常用每兆碱基内突变数目表示（××个突变/Mb）。TMB数值可反映肿瘤内产生肿瘤新抗原的潜力并与DNA修复缺陷密切相关，在结直肠癌等dMMR和MSI-H型肿瘤中呈现出较高的TMB。

TMB 在多种恶性实体肿瘤（如肺癌、黑色素瘤、结直肠癌等）中已被证实与免疫治疗响应有关，但由于 TMB 与胆道恶性肿瘤免疫治疗应答预测相关研究有限，且均属小样本量研究报道，其真实价值尚需要更多的深入研究。

全外显子组测序是检测 TMB 的最优技术方法，但限于价格昂贵、检测周期久、对检测样本要求较高（新鲜组织），因此在临床中应用受限。高通量靶向测序已经成为全外显子组测序的有效替代，但覆盖范围应≥1.0Mb，最低有效测序深度应≥500×[65]。

- 美国 MD 安德森癌症中心和梅奥医疗中心研究报道一：采用 FoundationOne 对 309 例胆管癌石蜡包埋组织进行全基因组分析，TMB≥6mut/Mb 占 19.4%，TMB≥20mut/Mb 仅为 2.9%[66]。
- 美国 MD 安德森癌症中心和梅奥医疗中心研究报道二：对 205 例胆道恶性肿瘤石蜡包埋组织标本进行高通量测序，将 TMB 分为 TMB-H（≥20mut/Mb）、TMB-I（6～19mut/Mb）、TMB-L（<6mut/Mb）三个队列。TMB-H 和 TMB-I 的频率在胆道恶性肿瘤亚型之间具有明显差异，TMB-H 和 TMB-I 在肝外胆管癌和胆囊癌患者人群中均明显高于肝内胆管癌患者人群（18% vs. 22% vs. 13%）[67]。
- 美国乔治城大学医学中心等多中心临床研究报道：352 例胆道恶性肿瘤进行 TMB 检测，以 17mut/Mb 作为界定 TMB-H 的临界值，有 4%（14/352）被定义为 TMB-H。不同胆道恶性肿瘤病理亚型中 TMB-H 的比例不同，胆囊癌、肝内胆管癌、肝外胆管癌中 TMB-H 的比例分别为 5.8%（6/104）、3.5%（7/198）和 2%（1/50）[10]。
- 中国天津医科大学肿瘤医院研究报道：24 例中国进展期或复发胆管癌高通量测序研究，3 例

TMB-H（7.1mut/Mb）患者接受吉西他滨联合纳武利尤单抗治疗后，全部获得治疗响应，其中2例患者部分缓解（partial response，PR），1例患者完全缓解（complete response，CR）[68]。
- 中国医学科学院北京协和医院等多中心临床研究报道：160例胆道肿瘤患者接受了全外显子组测序，中位TMB为1.23mut/Mb，结果与癌症基因组图谱（The Cancer Genome Atlas，TCGA）数据库队列相似[19]。
- 湖南省胆道疾病研究中心研究报道：对108例中国和53例美国胆囊癌数据TMB分析，发现中国和美国胆囊癌患者分别有17.6%和17.0%表现出高TMB≥10mut/Mb。中国队列的中位TMB为5.4mut/Mb，美国队列的中位TMB为5mut/Mb[58]。

指南意见 1

➢ 虽然目前目标基因序列捕获高通量测序结果已能够为患者系统治疗提供更多的个体化分子信息和依据，但胆道恶性肿瘤分子特征尚未明确、得到广泛认可的分子分型尚未建立，因此未来还需借助单细胞测序、转录组学、蛋白组学、代谢组学等技术的深入研究，推动胆道恶性肿瘤从组织形态学分型转向能够真实反映肿瘤生物学特征本质的分子分型，实现胆道恶性肿瘤的精准诊疗。

➢ 总体而言，包括PD-L1表达、TMB、dMMR和MSI-H等多种生物标志物，已在预测胆道恶性肿瘤免疫治疗响应的临床应用价值得到初步证实。
- 虽然dMMR/MSI-H在胆道恶性肿瘤在中国等东亚国家及欧美等西方国家人群中发生率均极低，但鉴于dMMR/MSI-H胆道恶性肿瘤免疫检查点抑制剂治疗的高响应率，依据dMMR/MSI-H指导进展期或复发性胆道恶性肿瘤后线治疗具有可推荐性。需要注意的是，MSI的发生可能存在种族间差异，因此中国胆道恶性肿瘤人群MSI检测位点选择还需进一步获得相关大样本临床数据结论的支持。
- PD-L1表达对胆道恶性肿瘤治疗响应的预测价值，仍有待更多数据来证实，检测和评分系统也需进一步统一标准。
- 中国胆道恶性肿瘤人群TMB-H的具体阈值和统一标准的制定，是限制目前TMB诊断成为中国胆道恶性肿瘤人群临床应用依据的瓶颈。
- 借助基因组、蛋白质组、代谢组及菌群组学等技术开展胆道恶性肿瘤多组学研究，有望获得更为详尽的、与胆道恶性肿瘤免疫治疗相关的特征信息，推进真正实现个体化胆道恶性肿瘤精准靶向治疗和免疫治疗。

三、胆道恶性肿瘤靶向治疗

FGFR2 融合或重排、*IDH1/2* 突变、*BRAF* V600E 突变、*RET* 融合、*NTRK* 融合是胆道恶性肿瘤最有希望的治疗靶点。除上述用药靶点外,针对人类表皮生长因子受体家族(human epidermal growth factor receptor,HER)等靶点的治疗,在胆道恶性肿瘤临床研究中也表现出令人鼓舞的结果。目前开展的临床研究见附录五。

(一)局部晚期/转移性/不可切除肝内胆管癌,携带 *FGFR2* 基因融合或重排

成纤维生长因子受体(fibroblast growth factor receptor,FGFR)是一类典型的受体酪氨酸激酶,其家族包括 FGFR1、FGFR2、FGFR3 和 FGFR4 四种受体。FGFR 与其配体结合后激活多个下游信

号通路，包括 JAK-STAT、RAS-BRAF-MEK-ERK 和 PI3K-AKT-mTOR，发挥细胞增殖、分化和存活功能。当 FGFR 发生突变或过表达时，引起下游信号通路过度激活，可诱发正常细胞癌变。FGFR1、FGFR2、FGFR3 和 FGFR4 在人体组织内分布差异较大，其中 *FGFR2* 重排或融合集中出现于肝内胆管癌中[25,38]。

1. 佩米替尼（pemigatinib）（1B 类推荐） 具有口服活性的选择性可逆 FGFR 抑制剂，对 FGFR1、FGFR2、FGFR3 均有较强抑制活性。2020 年 4 月 17 日，美国 FDA 基于 FIGHT-202 和 CIBI375A201 研究结果，加速批准佩米替尼用于治疗携带 *FGFR2* 融合或重排的先前治疗的、不可切除的局部晚期或转移性胆管癌的成人患者。2022 年 3 月 29 日，佩米替尼获得中国 NMPA 批准，用于治疗既往至少接受过一种系统性治疗，且经检测确认存在有 *FGFR2* 融合或重排的晚期、转移性或不可手术切除的胆管癌成人患者。

- FIGHT-202（ClinicalTrials 注册研究 NCT02924376）：Ⅱ期、单臂、开放标签、多中心临床研究。共纳入 146 例既往接受过一线及以上治疗后疾病进展的局晚或转移性胆管癌患者，分为 3 个队列：A 队列为 *FGFR2* 融合 / 重排（107 例），B 队列为其他 *FGFR* 突变（20 例），C 队列为非 *FGFR* 突变（18 例），1 例患者未定。所有患者均接受佩米替尼治疗（口服，每次 13.5mg，每日 1 次，第 1~14 日，随后停药 7 日，每 3 周重复）。A 队列 ORR 为 35.5%，其中 3 例患者 CR，DCR 为 82%。B 队列和 C 队列 ORR 均为 0。A 队列中位缓解持续时间（median duration of response，mDOR）为 7.5 个月，中位无进展生存期（median progression-free survival，mPFS）和中位总生存期（median overall survival，mOS）分别为 6.9 个月和 21.1 个月。相比 B 队列、C 队列，A队列的ORR、PFS和OS均显著增加。高磷血症是最多发的用药AE（60%）[69]。2021年ASCO年会报道随访更新数据（截止日期为2020年4月7日），ORR为37%，其中包含4例CR患者，更新的mPFS为7.0个月，mOS为17.5个月，对佩米替尼治疗响应患者的mOS为30.1个月[70]。

- FIGHT-202中国桥接试验（研究代号：CIBI375A201，NCT04256980）：中国多中心、开放性、单臂临床试验，共入组31例既往接受过一线及以上治疗后疾病进展的、携带*FGFR2*融合或重排的局部晚期或转移性的胆管癌患者，评估佩米替尼治疗的疗效和安全性，主要研究终点为ORR。30例疗效可评估受试者中独立（第三方）影像（评估）委员会评估的ORR为50%、DCR为100%，mPFS为6.3个月，疗效数据优于全球人群[71-72]。
- NCCN肝胆肿瘤指南2020.V2版：增加推荐，携带*FGFR2*基因融合或重排的、无法切除/转移性胆道肿瘤患者、初始治疗后疾病进展的后续用药方案，可采用佩米替尼治疗[73]。

1.1 用药方案　口服，每次13.5mg，每日1次，连续服用14天后停药7日，21日为1个疗程；持续治疗，直至疾病进展或发生不可耐受的药物毒性反应停药。

1.2 药物不良反应　最常见的不良反应（发生率≥20%）是高磷血症、脱发、腹泻、指甲毒性、疲劳、消化不良、恶心、便秘、口腔炎、眼干燥症、口干、食欲不振、呕吐、关节痛、腹痛、低磷血症、背部疼痛和皮肤干燥。

1.3 用药注意事项　①在治疗前及治疗后1个月、3个月进行眼科检查，后续每3个月进行眼科检查；②高磷血症：监测并预防高磷血症，降低剂量或根据高磷血症的持续时间和严重程度永久终止治疗；③胚胎－胎儿毒性：可引起胎儿伤害，孕妇禁用。

2. 其他 FGFR 抑制剂（2D 类推荐）

2.1 futibatinib（TAS-120） 口服不可逆泛 FGFR 抑制剂，对 FGFR1、FGFR2、FGFR3、FGFR4 均有较强抑制活性。2022 年 9 月 30 日，美国 FDA 基于 FOENIX-CCA2 研究结果，加速批准 futibatinib 用于既往治疗过的、不可切除的、局部晚期或转移性，伴有 *FGFR2* 基因融合或重排的肝内胆管癌成人患者。

- FOENIX-CCA2（ClinicalTrials 注册研究 NCT02052778）：Ⅰ/Ⅱ期、多中心、开放标签、单臂临床试验，共纳入了 103 例既往接受过一线及以上治疗后疾病进展的、携带 *FGFR2* 融合或重排的局部晚期或转移性的肝内胆管癌患者，所有患者接受 futibatinib 治疗（每次 20mg，每日 1 次）。截至 2021 年 5 月 29 日随访数据分析，中位随访时间为 25.0 个月，ORR 为 41.7%（43/103），DCR 为 82.5%（85/103）。mDOR 为 9.5 个月，74% 的患者持续缓解时间≥6 个月。mPFS 为 8.9 个月，12 个月 PFS 率 35.4%。mOS 为 20.0 个月，12 个月 OS 率 73.1%。高磷血症是最多发的用药 AE（85%）[74]。
- NCCN 肝胆肿瘤指南 2022.V3 版：增加推荐，携带 *FGFR2* 基因融合或重排的、无法切除 / 转移性胆道肿瘤患者、初始治疗后疾病进展的后续用药方案，可采用 futibatinib 治疗[73]。

2.2 derazantinib（ARQ 087） ATP 竞争性 FGFR1-3 抑制剂。在美国和欧盟已授予 derazantinib 以孤儿药资格用于治疗 *FGFR2* 基因融合阳性的肝内胆管癌患者。

- FIDES-01（ClinicalTrials 注册研究 NCT03230318）：Ⅱ期、单臂、开放标签、多中心临床

研究。共纳入 147 例既往接受过至少一种全身治疗的 *FGFR2* 融合、突变或扩增的局晚期或转移肝内胆管癌患者,所有患者均接受 derazantinib 治疗(每次 300mg,每日 1 次)。在截至 2022 年 3 月 25 日随访数据分析时,103 例 *FGFR2* 融合患者的 ORR 和 DCR 为 22.3% 和 75.7%,44 例 *FGFR2* 突变或扩增患者的 ORR 和 DCR 为 6.8% 和 63.6%;*FGFR2* 融合患者的 mPFS 和 mOS 为 7.8 个月和 17.2 个月,*FGFR2* 突变或扩增患者 mPFS 和 mOS 为 8.3 个月和 15.9 个月。FIDES-01 研究表明,derazantinib 对携带 *FGFR2* 融合、突变/扩增的肝内胆管癌患者表现出有意义的临床获益,且与用药相关的毒性有限[75]。

2.3 gunagratinib(ICP-192) 一种高度选择性不可逆 FGFR 1、FGFR2、FGFR3 和 FGFR4 抑制剂。2021 年 6 月,美国 FDA 授予 gunagratinib 孤儿药资格,作为 *FGFR2* 重排/融合的胆管癌患者二线及以上治疗方案选择。

- ICP-CL-00301(ClinicalTrials 注册研究 NCT03758664):Ⅰ/Ⅱa 期、多中心、开放标签临床研究,评估 gunagratinib 在晚期实体恶性肿瘤患者中的安全性、耐受性和药代动力学。截至 2021 年 2 月,共有 30 例患者接受了 gunagratinib 治疗。在完成至少一次肿瘤评估的 12 例 *FGF/FGFR* 基因突变阳性患者中,ORR 为 33.3%,包括 1 例胆管癌患者(8.3%)达到 CR,3 例患者(25%)达到 PR,7 例患者疾病稳定(stable disease,SD),DCR 为 91.7%(11 例)。ICP-CL-00301 研究表明,gunagratinib 在晚期实体瘤患者中安全且耐受性良好,在包括胆管癌的多种携 *FGF/FGFR* 基因变异实体瘤中具有抗肿瘤活性[76]。

指南意见 2

➢ 基于 FGFR 抑制剂在肝内胆管癌二线治疗中显示出较高的响应率和生存获益前景，本指南推荐佩米替尼可作为局部晚期/转移性/不可切除的 *FGFR2* 融合阳性肝内胆管癌二线系统治疗方案。

➢ 专家组强调，*FGFR2* 融合阳性的肝内胆管癌具有肿瘤恶性程度相对较低、患者总体预后较好的生物学背景，因此在目前评估 *FGFR2* 融合或重排患者接受 FGFR 抑制剂对比吉西他滨联合顺铂（GC 方案）化疗整体效果的Ⅲ期临床试验尚未完成时，不应否定吉西他滨联合顺铂（GC 方案）治疗肝内胆管癌患者一线化疗方案的临床价值。

➢ 现阶段上述 FGFR 抑制剂应用于肝内胆管癌临床治疗中，需要密切注意 FGFR 抑制剂带来的 AE，其中高磷血症、疲劳和口腔炎最为多见，也可出现眼干燥症、结膜炎和罕见的浆液性视网膜脱离等眼部毒性表现 AE [69,77-78]，临床医师应对患者用药作出详细指导，并密切观察用药相关毒性和不良反应。

➢ 在小样本研究中已观察到 FGFR 抑制剂具有获得性耐药现象，当疾病进展后循环游离 DNA 测序结果显示有 *FGFR2* 激酶域新突变出现。在临床前肝内胆管癌模型中，各种 FGFR 抑制剂对不同的 *FGFR2* 激酶域突变表现出不同的灵敏度，计划性调整 FGFR 抑制剂的使用顺序可能在克服 FGFR 抑制剂耐药性中发挥作用 [79-80]。

（二）携带 *IDH1* 基因突变的不可切除肝内胆管癌

IDH 基因编码异柠檬酸脱氢酶（isocitrate dehydrogenase，IDH），该酶可催化异柠檬酸转化为 α 酮戊二酸。突变的 IDH 将 α 酮戊二酸转化为 2- 羟基戊二酸，2- 羟基戊二酸的积累导致表观遗传改变、DNA 修复受损和细胞代谢异常，促进肿瘤发生[81]。*IDH1* 突变发生率高于 *IDH2* 突变。*IDH1* 突变主要是集中在 Arg132 位点。*IDH* 突变对胆管癌患者预后的影响尚不明确，相关研究结论存在矛盾[32,82-84]。

艾伏尼布（ivosidenib）（1A 类推荐） 口服 *IDH1* 突变的小分子抑制剂。2021 年 8 月 25 日，基于 ClarIDHy 试验结果，美国 FDA 批准艾伏尼布用于 *IDH1* 突变的先前治疗过的、局部晚期或转移性的成人胆管癌患者。2022 年 1 月 30 日，中国 NMPA 批准艾伏尼布用于治疗携带 *IDH1* 易感突变的成人复发或难治性急性髓系白血病（R/R AML）患者。

- ClarIDHy 试验（ClinicalTrials 注册研究 NCT02989857）：Ⅲ期、多中心、随机、双盲、安慰剂对照临床研究。入组 185 例携带 *IDH1* 突变、化疗后进展的不可切除或转移性胆管癌患者，随机（2∶1）分成两组，分别接受每次 500mg，每日 1 次艾伏尼布（124 例）或安慰剂（61 例）治疗，连续 28 日为 1 个疗程。艾伏尼布组 mPFS 优于安慰剂组（2.7 个月 vs. 1.4 个月）。艾伏尼布组（124 例）ORR 为 2.4%，DCR 为 53.4%。最终 OS 结果交叉调整后，艾伏尼布组 mOS 为 10.3 个月，安慰剂组 mOS 为 5.1 个月。两组报告的最常见的 3 级或更严重的 AE 是腹水（艾伏尼布组 9%，安慰剂组 7%）；无治疗相关的死亡；与安慰剂组相比，艾伏尼布组患者生活质量无明显下降[85-86]。

- NCCN 肝胆肿瘤指南 2020. V4 版：增加推荐艾伏尼布用于初始治疗后疾病进展的且携带 *IDH1* 基因突变的胆道肿瘤患者的后续治疗[73]。

用药方案：口服，每次 500mg，每日 1 次；持续服用，直至疾病进展或出现不可耐受的药物毒性反应停药。

药物不良反应：最常见的不良反应（≥20%）有乏力，关节痛，中性粒细胞增多，腹泻，水肿，恶心，呼吸困难，黏膜炎，心电图心室收缩时间（QT）延长，皮疹，咳嗽，食欲减退，肌痛，便秘和发热。

用药注意事项：①监测心电图和电解质，若患者心电图出现 QT 间期延长，降低服药剂量或暂停给药，待心电图复查正常后恢复用药剂量，否则应永久停药；②对用药期间出现的运动或感觉系统症状和体征进行监测，必要时进行神经专科会诊，对确诊吉兰-巴雷综合征者需永久停药。

指南意见 3

➢ 目前 IDH1 抑制剂在携带 *IDH1* 基因突变的肝内胆管癌中展现出良好的应用前景，本指南推荐艾伏尼布可作为 *IDH1* 突变型肝内胆管癌的二线治疗方案。

➢ 临床研究观察到 IDH1 抑制剂艾伏尼布可能存在耐药现象，其机制可能与 *IDH1* 或 *IDH2* 获得性耐药突变产生异构体阻断艾伏尼布与其结合位点的结合有关[87]，但目前案例较少，还需要进一步明确耐药发生频率并探明其相关机制。如上述机制在其他肿瘤研究中得到证实，未来胆道恶性肿瘤相关临床试验设计中，不应忽视在临床前研究中开展IDH1、IDH2-异构体特异性抑制剂和IDH1、IDH2双抑制剂活性评估工作。

➢ PARP抑制剂在 *IDH1* 突变的临床前模型中表现出抗肿瘤敏感性，*IDH1* 突变细胞株DNA双链修复缺陷暴露于PARP抑制剂后，较 *IDH1* 野生型细胞株显示出高于10倍的细胞死亡率[88]。PAPR抑制剂（奥拉帕利单药或联合ceralasertib等）治疗携带 *IDH1* 突变肝内胆管癌的多项Ⅱ期研究（ClinicalTrials注册研究NCT03991832、NCT03878095、NCT03212274）正在进行中。在相关探索性研究结果发布前，尚无法明确PARP抑制剂单药或联合用药方案治疗 *IDH1* 突变型胆道恶性肿瘤的临床价值。

（三）携带 *BRAF* 基因突变的不可切除胆道恶性肿瘤

BRAF 基因编码RAF蛋白家族的丝氨酸/苏氨酸蛋白激酶，通过MAPK通路参与信号转导刺激细胞的生长和存活。*BRAF* V600E突变可导致激酶活化，引发持续的信号通路激活、促进肿瘤发生[89]。

1. 达拉非尼（dabrafenib）联合曲美替尼（trametinib）（1C类推荐） 达拉非尼和曲美替尼分别为BRAF和MEK的酪氨酸激酶抑制剂。2022年6月22日，基于ROAR试验等结果美国FDA加速批准达拉非尼联合曲美替尼,用于治疗 *BRAF* V600E 突变、经前期其他药物治疗后出现进展,并且没有令人满意的替代治疗选择的 6 岁以上患有不可切除或转移性实体瘤的成人和儿童患者(排除结直肠癌患者)。

- ROAR 试验(ClinicalTrials 注册研究 NCT02034110):Ⅱ期、单臂、非随机、开放性、欧美多中心篮子试验,评估达拉非尼和曲美替尼治疗 *BRAF* V600E 突变的多类罕见癌症(包括胆道恶性肿瘤)的活性和安全性。在 43 例不可切除或经标准治疗后进展的局部晚期/复发性胆管癌、胆囊癌队列中,肝内胆管癌占比 91%。所有患者均口服达拉非尼(每次 150mg,每日 2 次)和曲美替尼(每次 2mg,每日 1 次),直到疾病进展或治疗不耐受。研究者评估 ORR 为 51%、DCR 为 91%、mDOR 为 9 个月,7 例患者 DOR 超过 1 年,mPFS 9 个月、1 年 PFS 率 30%、2 年 PFS 率 8%,总体 mOS 为 14 个月、1 年生存率 56%、2 年生存率 36%;第三方独立评审 ORR 为 47%、DCR 为 82%。17 例(40%)患者发生严重 AE,9 例(21%)患者发生与治疗相关的严重 AE,其中最常见的是发热(8 例,19%);无治疗相关死亡报告[90]。
- EAY131-H 试验(ClinicalTrials 注册研究 NCT02465060):Ⅱ期、单臂、非随机、开放性临床研究,NCI-MATCH 平台试验 H 子方案。评估达拉非尼联合曲美替尼在 *BRAF* V600 突变的难治性实体瘤、淋巴瘤或多发性骨髓瘤中的疗效。患者接受达拉非尼(每次 150mg,每日 2 次)和曲美替尼(每次 2mg,每日 1 次),直至疾病进展或出现无法耐受的毒性。研究主要终点为 ORR,次要终点包括 PFS、6 个月 PFS 率和 OS。共纳入 35 例患者,其中 29 例被纳入主要疗效分析。ORR 为 37.9%,mDOR 为 25.1 个月,DCR 为 75.9%,mPFS 为 11.4 个月,6 个月

PFS率为68.4%。中位随访时间23.0个月，mOS为28.6个月。虽未观察到CR病例，但在包括肝内胆管癌的多种肿瘤类型中治疗后均出现了持久的部分缓解。4例胆管癌患者中有3例表现出PR（PFS分别为12.8个月、9.1个月和29.4个月）。35例患者中有26例（74%）出现疲劳，20例（57%）出现恶心，18例（51%）和19例（54%）出现发热和畏寒等[91]。

- NCCN肝胆肿瘤指南2021.V1版：增加推荐，携带 BRAF V600E 突变的、无法切除/转移性胆道肿瘤患者、初始治疗后疾病进展的后续用药方案，可采用达拉非尼联合曲美替尼方案[73]。

1.1 用药方案 ①达拉非尼，口服，每次150mg，每日2次（间隔12小时）；②曲美替尼，口服，每次2mg，每日1次，饭前至少1小时或饭后至少2小时服用。持续用药，直至疾病进展或出现不可耐受的药物毒性反应。

1.2 药物不良反应 成人患者最常见的不良反应（≥20%）为发热、乏力、恶心、皮疹、畏寒、头痛、出血、咳嗽、呕吐、便秘、腹泻、肌痛、关节痛和水肿。

儿科患者最常见的不良反应（≥20%）为发热、皮疹、呕吐、乏力、皮肤干燥、咳嗽、腹泻、痤疮性皮炎、头痛、腹痛、恶心、出血、便秘、甲沟炎。

1.3 用药注意事项 ①出血；②结肠炎和胃肠道穿孔；③深静脉血栓形成和肺栓塞；④高血糖症，对糖尿病患者应监测血糖水平；⑤心肌病，治疗前、治疗1个月后、之后每2~3个月，应评估左心室射血分数；⑥眼部毒性，发生视网膜静脉阻塞者永久停用曲美替尼；⑦间质性肺病，对新的或进行性的不明原因肺部症状停用曲美替尼，当明确为曲美替尼治疗相关的间质性肺病或肺炎时,永久停用曲美替尼;⑧严重发热反应;⑨严重的皮肤毒性,无法耐受的 2~4 级皮疹在停用曲美替尼 3 周内没有改善者,应永久停用;⑩对具有生殖潜力的女性和男性,可能会导致生育能力损害;⑪胚胎毒性。

2. 其他 BRAF 基因突变抑制剂(2D 类推荐)

2.1 维莫非尼(vemurafenib) BRAF V600 突变抑制剂。2011 年 8 月和 2012 年 2 月,美国 FDA、欧盟委员会分别批准维莫非尼治疗携带 BRAF V600 突变、晚期转移性/不可切除的成人黑色素瘤患者。2017 年 3 月中国 NMPA 批准维莫非尼用于治疗携带 BRAF 基因突变的晚期黑色素瘤患者。

研究显示,携带 BRAF V600 突变的晚期胆管癌,接受维莫非尼单药方案具有治疗响应[92]。

- VE-BASKET 试验(ClinicalTrials 注册研究 NCT01524978):Ⅱ 期、非随机、开放性、全球多中心篮子试验,探索维莫非尼在携带 BRAF V600 突变的非黑色素瘤中的疗效。研究共纳入 172 例携带 BRAF V600 突变、非黑色素瘤的其他实体瘤患者,接受维莫非尼治疗。接受治疗的 9 例胆管癌患者(8 例携带 BRAF V600E 突变,1 例携带 BRAF V600X 突变),2 例达到 PR,4 例 SD,3 例疾病进展(progressive disease,PD)。mPFS 和 mOS 分别为 3 个月和 11.2 个月[92]。

2.2 比美替尼(binimetinib,MEK162) 高选择性、口服、MEK1、MEK 2 变构抑制剂。2018 年 6 月美国 FDA 推荐比美替尼和康奈非尼(encorafenib)联合方案用于具有 BRAF V600E 或 BRAF V600K 突变的不可切除/转移性黑色素瘤患者。

研究显示,携带 BRAF V600 突变、一线化疗失败后的晚期胆管癌,接受比美替尼和卡培他滨联合方案具有治疗响应[93]。

- ClinicalTrials 注册研究 NCT02773459：ⅠB 期、单中心、非随机临床研究，探索比美替尼联合卡培他滨在接受过吉西他滨治疗进展后的胆道肿瘤二线及以上治疗中的客观缓解率和安全性。在 34 例胆管癌患者中，使用比美替尼联合卡培他滨治疗 ORR 和 DCR 分别为 20.6% 和 76.5%。此外在 10 例具有 *RAS/RAF/MEK/ERK* 通路突变的患者中有更好的 ORR、PFS 和 OS（ORR：20.6% vs. 38.5%，$P=0.028$；PFS：3.5 vs. 5.4 个月，$P=0.010$；OS：5.9 vs. 10.8 个月，$P=0.160$）[93]。

指南意见 4

➢ 胆道恶性肿瘤 *BRAF* 基因突变频率总体偏低，现有报道为 1%～7%[23,54,94-95]。

➢ 对携带 *BRAF* 基因突变且一线化疗失败的胆道恶性肿瘤患者，目前除达拉非尼联合曲美替尼的治疗方案获得美国 FDA 批准及 NCCN 指南推荐外，其他 *BRAF* 基因突变抑制剂单药或联合用药方案需要更多的研究证据支持。

（四）携带 *RET* 基因融合的局部晚期/转移性/不可切除胆道恶性肿瘤

RET 基因融合导致不依赖配体的二聚化和 RET 激酶的持续激活，RAS/MARK、PI3K/AKT、

JAK/STAT、PLCγ 等下游信号通路激活可造成细胞过度增殖，进而可能导致肿瘤发生[96]。

1. 普拉替尼（pralsetinib，BLU-667）（1C 类推荐） 口服 RET 抑制剂。美国 FDA 分别批准普拉替尼用于治疗 *RET* 融合阳性的非小细胞肺癌成人患者，12 岁以上需要系统治疗的携带 *RET* 基因突变晚期或转移性甲状腺髓样癌患者，以及需要系统治疗的 *RET* 融合阳性，且放射性碘难治性晚期或转移性阳性甲状腺癌患者。2021 年 3 月 24 日中国 NMPA 批准普拉替尼治疗既往接受过含铂化疗的 *RET* 基因融合阳性的局部晚期或转移性非小细胞肺癌成人患者。

- ARROW 试验（ClinicalTrials 注册研究 NCT03037385）：Ⅰ/Ⅱ期、多队列、开放标签、多中心临床研究，评估普拉替尼在携带 *RET* 基因突变晚期实体瘤患者中的疗效和安全性。所有组共招募了 587 例患者，其中 29 例（共 12 种实体瘤类型，排除非小细胞肺癌和甲状腺癌）*RET* 基因融合阳性患者被纳入，23 例患者符合疗效分析条件，ORR 为 57%，3 例患者达到 CR，10 例患者 PR。临床获益率（clinical benefit rate，CBR）为 70%，DCR 为 83%。mDOR 为 11.7 个月。3 例胆管癌患者中的 2 例达到 PR（包括 1 例之前接受过 3 种治疗方案，并且最佳疗效均为 PD，治疗超过 20 个月）。最常见的 3 级及以上 AE 是中性粒细胞减少症（31%）和贫血（14%）[97]。
- NCCN 肝胆肿瘤指南 2022.V1 版：增加推荐，携带 *RET* 基因融合阳性的无法切除/转移性胆道肿瘤患者的初始治疗、或疾病进展后的后续治疗，可采用赛拉替尼治疗[73]。

1.1 用药方案 普拉替尼胶囊，口服（空腹），每次 400mg，每日 1 次；持续服用，直至疾病进展或出现不可耐受的药物毒性反应停药。

1.2 药物不良反应　最常见的不良反应（发生率≥25%）为便秘、高血压、疲乏、骨骼肌肉疼痛和腹泻。最常见的 3-4 级实验室检查结果异常（发生率≥2%）为淋巴细胞降低、中性粒细胞降低、血红蛋白降低、磷酸盐降低、钙降低（校正）、血钠降低、天冬氨酸转氨酶升高、丙氨酸转氨酶升高、血小板减少和碱性磷酸酶升高。

1.3 用药注意事项　①间质性肺病，1~2 级者暂时停用，待症状消失后可恢复用药，症状再次发生者永久停用；3~4 级者永久停用。②高血压，3 级时暂停用药，直至降至 2 级时恢复用药并减低用药剂量。4 级时永久停用。③肝损害，暂停用药直至恢复至用药前基线水平，再次发生 3~4 级肝损害者停止用药。④出血，轻症暂停用药直至出血恢复，发生严重出血者永久停用。

2. 塞普替尼（selpercatinib）（1C 类推荐）　口服 RET 抑制剂。2022 年 10 月 8 日中国 NMPA 批准塞普替尼治疗 RET 基因融合阳性的局部晚期或转移性非小细胞肺癌成人患者；需要系统性治疗的晚期或转移性 RET 突变型甲状腺髓样癌成人患者和 12 岁及以上儿童患者；以及需要系统性治疗且放射性碘难治（如果放射性碘适用）的晚期或转移性 RET 融合阳性甲状腺癌成人患者和 12 岁及以上儿童患者。

- LIBRETTO-001（ClinicalTrials 注册研究 NCT03157128）：Ⅰ/Ⅱ期、多队列、开放标签、多中心临床研究，评估塞普替尼在 RET 融合阳性晚期实体瘤患者中的疗效和安全性（排除肺癌/甲状腺癌）。共纳入 45 例、14 种实体瘤患者（含胆管癌）。研究结果显示，在 41 例可评估患者中，独立审查委员会 ORR 为 44%，其中 5% 的患者 CR，39% 的患者 PR，出现缓解的肿瘤类型包括胆管癌。mDOR 为 24.5 个月，67% 的患者缓解持续超过 6 个月。患者的 mPFS 为

13.2个月，mOS为18.0个月；1年PFS率为53.1%。在安全性方面，最常见的≥3级治疗AE是高血压（10例，22%），谷丙转氨酶升高（7例，16%），谷草转氨酶升高（6例，13%）。45例患者中有18例（40%）发生了需要紧急治疗的严重AE。研究队列未出现与治疗相关的死亡[98]。

- NCCN肝胆肿瘤指南2022.V3版：增加推荐，携带*RET*基因融合阳性的无法切除/转移性胆道肿瘤患者的初始治疗、或疾病进展后的后续治疗，可采用塞普替尼治疗[73]。

2.1 用药方案　塞普替尼胶囊，空腹或随餐口服。成人和12岁以上儿童患者根据体重给予对应药物剂量，体重<50kg，每次120mg，每日2次；体重≥50kg，每次160mg，每日2次；持续服用，直至疾病进展或出现不可耐受的药物毒性反应。

2.2 药物不良反应　最常见的实验室检查指标异常（≥25%），包括天冬氨酸转氨酶、丙氨酸转氨酶升高、血糖升高、中性粒细胞减少、白蛋白降低、血钙降低；其他不良反应包括口干，腹泻，肌酐升高，碱性磷酸酶升高；高血压，疲劳，水肿，血小板减少；总胆固醇升高，皮疹，钠减少，便秘等。

2.3 用药注意事项　①避免联合应用质子泵抑制剂（如奥美拉唑等）、H_2受体阻断剂（如法莫替丁等）和抗酸药（如碳酸氢钠和铝碳酸镁等）。如果不可避免时应采取以下措施，服用质子泵抑制剂时，塞普替尼胶囊随餐口服；服用组胺H_2受体阻断剂前2小时或10小时后，服用塞普替尼胶囊；服用抗酸药前2小时或2小时后，服用塞普替尼胶囊。②3~4级者永久停用。③Q-T间期延长。④肝损害，暂停用药直至恢复至用药前基线水平，再次发生3~4级肝损害者停止用药。⑤出血，轻症暂停用药直至出血恢复，发生严重出血者永久停用。

指南意见 5

➢ 目前 RET 抑制剂在美国 FDA 和中国 NMPA 尚未取得胆道恶性肿瘤或含胆管癌的实体瘤的适应证。

➢ 根据 NCCN 2022 版指南推荐意见,对初始治疗或一线治疗失败且 RET 基因融合阳性的晚期胆道恶性肿瘤成人患者,可以开展探索性普拉替尼、塞普替尼临床治疗。本指南亦认为上述治疗方案具有临床意义。

(五)携带 *NTRK* 基因融合的不可切除胆道恶性肿瘤

NTRK 基因编码原肌球蛋白受体激酶,发生罕见 *NTRK* 基因与其他基因融合后,将导致受体持续激活和 MAPK、PI3K 和 PKC 等下游信号通路激活,进而促进肿瘤发生[99]。

胆管癌 *NTRK* 基因融合频率约为 0.25%[100],有报道肝内胆管癌中约为 3.5%[26]。

1. 拉罗替尼(larotrectinib)(1A 类推荐) NTRK 抑制剂,在包括胆管癌 *NTRK* 融合晚期实体瘤临床试验中显示了肿瘤高缓解率和持久的治疗响应。

2018 年 11 月 26 日,基于 LOXO-TRK-14001、SCOUT、NAVIGATE 等研究结果,美国 FDA 加速批准拉罗替尼适用于以下指征的泛实体瘤成人和儿童患者:携带 *NTRK* 基因融合且没有已知获得性耐药突变;转移性或手术切除可能导致严重并发症;没有令人满意替代治疗方案或治疗后进展。

2022年4月13日中国NMPA批准拉罗替尼临床应用，治疗患有 *NTRK* 基因融合的局部晚期或转移性实体瘤成人及儿童患者。

- LOXO-TRK-14001（ClinicalTrials注册研究NCT02122913）、SCOUT（ClinicalTrials注册研究NCT02637687）和NAVIGATE（ClinicalTrials注册研究NCT02576431）试验汇总分析：2014年5月1日至2019年2月19日，159例 *NTRK* 融合阳性癌症患者（包括2例胆管癌）入组并接受了拉罗替尼治疗。在153例可评估的患者中，ORR为79%，其中24例（16%）CR，97例（63%）PR。19例（12%）SD，9例（6%）PD。2例胆管癌中1例患者有反应，中位响应时间为7.3个月。最常见的3级或4级AE包括谷丙转氨酶升高（3%）、贫血（2%）和中性粒细胞减少（2%）[101]。
- NCCN肝胆肿瘤指南2020.V4版：增加推荐，携带 *NTRK* 基因融合阳性的无法切除/转移性胆道肿瘤患者的初始治疗、疾病进展后的后续治疗，可采用拉罗替尼治疗[73]。

1.1 用药方案　拉罗替尼胶囊，口服，每次100mg，每日2次；持续服用，直至疾病进展或出现不可耐受的药物毒性反应。

1.2 药物不良反应　最常见不良反应（≥20%）有疲劳，恶心，头晕，呕吐，贫血，AST升高，咳嗽，ALT升高，便秘和腹泻。常见严重不良反应（≥2%）有发热，腹泻，败血症，腹痛，脱水，蜂窝织炎和呕吐。54%的患者发生3级和4级不良反应，37%的患者因不良反应暂停或减量，13%的患者永久停药。

1.3 用药注意事项　①神经系统症状，暂停用药直至症状消失时，恢复治疗（减少剂量）。症状反复发生者永久停药。②肝损害，暂停用药直至恢复至用药前基线水平，再次发生3~4级肝损害者停止用药。③胚胎毒性。

2. 恩曲替尼（entrectinib）（1A 类推荐） NTRK 抑制剂。基于 STARTRK-2 试验等国际多中心临床研究结果，2019 年 8 月 15 日美国 FDA 加速批准恩曲替尼用于治疗 *ROS1* 阳性的转移性非小细胞肺癌成人患者，以及 *NTRK* 基因融合阳性、初始治疗后疾病进展或无标准治疗方案的局部晚期或转移性成人或儿童实体瘤患者。2022 年 7 月 29 日中国 NMPA 批准恩曲替尼用于治疗 *NTRK* 融合阳性局部晚期或转移性实体瘤患者。

- ALKA-372-001 试验（EudraCT 注册研究 no.2012-000148-88，意大利 2 中心），STARTRK-1 试验（ClinicalTrials 注册研究 NCT02097810，韩国和美国多中心），STARTRK-2 试验（ClinicalTrials 注册研究 NCT02568267，全球多中心）研究汇总分析：3 项 I／II 期临床试验，74 例（含胆管癌 1 例）携带 *NTRK* 融合阳性晚期／转移性实体瘤病例接受恩曲替尼治疗。队列总 ORR 为 63.5%、CR 为 6.8%、PR 为 56.8%、SD 为 2.2%。不同融合亚型有效率相近，PFS11.2 个月、OS23.9 个月[102]。
- NCCN 肝胆肿瘤指南 2020.V4 版：增加推荐，携带 *NTRK* 基因融合阳性的无法切除／转移性胆道肿瘤患者的初始治疗、疾病进展后的后续治疗，可采用恩曲替尼治疗[73]。

2.1 用药方案　恩曲替尼胶囊。成人，口服，每次 600mg，每日 1 次，持续服用，可与或不与食物同服，直至疾病进展或出现不可耐受的药物毒性反应。12～18 岁的儿童及青少年，根据体表面积（body surface area，BSA）计算用药剂量，BSA＞$1.50m^2$，口服，每次 600mg，每日 1 次；BSA＝1.11～$1.50m^2$，口服，每次 500mg，每日 1 次；BSA＝0.91～$1.10m^2$，口服，每次 400mg，每日 1 次。可与或不与食物同服，直到疾病进展或不可接受的毒性。

2.2 药物不良反应　最常见的不良反应（≥20%）为疲乏、便秘、味觉障碍、水肿、头晕、腹泻、恶心、感觉迟钝、呼吸困难、贫血、体重增加、血肌酐升高、疼痛、认知障碍、呕吐、咳嗽和发热；最常见的严重不良反应（≥2%）为肺部感染（5.2%）、呼吸困难（4.6%）、认知障碍（3.8%）、胸腔积液（3.0%）和骨折（2.4%）；据药物研发机构统计有4.6%的患者因不良反应永久停止治疗。

2.3 用药注意事项　①具有神经系统疾病、QT间期延长、心率减慢或心律不规律、心脏病发作、心力衰竭或严重的肝脏疾病的患者，应在专科医师指导下应用；②服用本药期间需避免进食柚子或柚子汁；③应尽量避免与酮康唑、伏立康唑等CYP3A抑制剂同时应用。如果患者病情需要联合应用CYP3A抑制剂，需要在专科医师指导下减少恩曲替尼用药剂量；④孕妇及哺乳期妇女应避免服用。

指南意见6

> 胆道恶性肿瘤中发生NTRK基因融合的病例总体比例较低。采用DNA联合RNA的高通量测序方案，有助于提高NTRK融合基因的检出率。
> 基于NTRK抑制剂在实体瘤中显示出较高的响应率和生存获益，以及拉罗替尼和恩曲替尼在中国已获批临床应用于NTRK融合阳性局部晚期或转移性实体瘤患者，指南推荐NTRK基因融合阳性的胆道恶性肿瘤患者可采用NTRK抑制剂治疗方案。

（六）携带 *HER2* 基因扩增或过表达的不可切除胆道恶性肿瘤

HER2 基因，又称 *Neu* 或 *ERBB2* 基因，其编码产物 HER2 蛋白是具有酪氨酸蛋白激酶活性的跨膜蛋白，属于 EGFR 家族成员之一。HER2 蛋白主要通过与家族中其他成员（包括 EGFR、HER3 或 HER4）形成异二聚体而与各自的配体结合，引起受体二聚化及胞质内酪氨酸激酶区自身磷酸化，激活氨酸激酶活性。研究发现，肝外胆管癌中 *HER2* 基因扩增发生率为 18%[103]。

曲妥珠单抗（trastuzumab）+ 帕妥珠单抗（pertuzumab）（2C 类推荐） 抗 HER2 单克隆抗体，通过附着于 HER2 受体阻止表皮生长因子附着于 HER2 受体，进而阻断癌细胞生长。美国 FDA 及中国 NMPA 已分别批准曲妥珠单抗用于治疗 *HER2* 过表达的转移性乳腺癌和胃癌患者。

- MyPathway 试验（ClinicalTrials 注册研究 NCT02091141）：Ⅱa 期、非随机、多中心、开放标签临床研究，探索曲妥珠单抗联合帕妥珠单抗在 HER 扩增、过表达或两者兼具的转移性胆管细胞癌患者二线及以上治疗中的疗效，主要研究终点为客观缓解率（RECIST v1.1 标准）。在入组的 39 例胆管癌患者中 23% 达到 PR，51% 达到 SD，26% 为 PD，mPFS 和 mOS 分别为 4.0 和 10.8 个月，46% 患者治疗后出现 3～4 级 AE[104]。
- HERB 试验（NIPH Clinical Trials 注册研究 JMA-IIA00423）：Ⅱ期、前瞻性、多中心、单臂临床研究，探索曲妥珠单抗 + 伊立替康抗体偶联药物 trastuzumab deruxtecan（DS-8201/T-DXd）对吉西他滨耐药或无法耐受后线治疗胆道恶性肿瘤患者的效果。在日本分中心共纳入 30 例胆道肿瘤患者，其中 22 例 *HER2* 阳性，8 例 *HER2* 低表达。在 *HER2* 阳性患者中的 ORR、

mPFS 和 mOS 分别为 36.4%、5.1 个月和 7.1 个月；HER2 低表达患者中 ORR、mPFS 和 mOS 分别为 12.5%、3.5 个月和 8.9 个月[105]。
- NCCN 肝胆肿瘤指南 2022.V1 版：基于 MyPathway 研究结果，增加推荐曲妥珠单抗 + 帕妥珠单抗作为 HER2 过表达的、无法切除 / 转移性胆道恶性肿瘤患者的后线治疗方案[73]。

指南意见 7

➢ 虽然曲妥珠单抗在 HER2 过表达进展期乳腺癌和胃癌中均体现出良好的治疗价值，但检索 ClinicalTrials.gov 注册项目，截至 2022 年 12 月共 10 项曲妥珠单抗治疗胆囊癌或胆管癌的临床注册研究均未取得重大突破，表明不同肿瘤组织学背景可能是影响曲妥珠单抗靶向治疗胆道恶性肿瘤疗效的关键性因素。

➢ HERB 试验的阶段性结果，初步展现出抗体偶联药物在治疗携带 HER2 基因扩增或过表达的局部晚期 / 转移性 / 不可切除胆囊癌和肝外胆管癌方面具有临床探索性治疗价值。

➢ 基于相关研究进展，本指南建议，目前 HER2 抑制剂应限于胆道恶性肿瘤一线化疗失败后的后线探索性临床研究。

四、胆道恶性肿瘤免疫治疗

近年来 PD-1、PD-L1 和 CTLA-4 等免疫检查点抑制剂已经在多种恶性肿瘤治疗中显示出较高的临床价值,有望成为多种恶性肿瘤的核心治疗内容。2017 年美国 FDA 批准帕博利珠单抗适用于所有 MSI-H/dMMR 实体肿瘤的临床治疗,临床研究也证实对免疫检查点抑制剂单药治疗有效响应的胆道恶性肿瘤集中于 dMMR 或 MSI-H 患者中,对 PD-L1 表达较高者其临床价值尚待更多证据支持。对非 dMMR 或 MSI-H、TMB 较低及 PD-L1 低表达的胆道恶性肿瘤,由于免疫单药治疗反应率较低,联合治疗方案成为临床研究热点和可行性策略。胆道恶性肿瘤免疫治疗临床研究开展见附录六。

(一)免疫检查点抑制剂单药治疗方案

1. 帕博利珠单抗(pembrolizumab)单药治疗方案,推荐作为 dMMR 或 MSI-H、不可切除 / 进展期胆道恶性肿瘤的一线治疗方案（1A 类推荐）。
- KEYNOTE-158 试验（ClinicalTrials 注册研究 NCT02628067）：Ⅱ 期、非随机、开放性研究，评估帕博丽利珠单抗治疗不可切除和/或转移实体瘤预测生物标志物的国际多中心篮子试验。共入组 233 例不可切除或转移性的 MSI-H/dMMR 晚期实体瘤患者，其中 22 例胆道肿瘤患者。所有患者均接受帕博利珠单抗治疗（每次 200mg、1 次/3 周）共 2 年或疾病进展。整体治疗队列的 ORR 达到了 34%，其中在胆管癌队列中 ORR 为 40.9%；整体队列的 mOS 为 24.3 个月，mPFS 为 4.2 个月[106]。
- 美国 FDA：2017 年批准 MSI-H/dMMR 实体肿瘤的临床治疗，可采用帕博利珠单抗单药治疗方案。
- NCCN 肝胆肿瘤指南 2019.V4 版：增加推荐帕博利珠单抗单药治疗方案，治疗 dMMR 或 MSI-H 的不可切除/进展期胆道恶性肿瘤[73]。

2. PD-L1 表达阳性的不可切除/进展期胆道恶性肿瘤患者，经一线治疗失败后，可探索性进行纳武利尤单抗（nivolumab）单药方案治疗（2A 类推荐）。
- ClinicalTrials 注册研究 NCT02829918：Ⅱ 期、单臂、开放标签临床研究，入组 54 例患者。评估纳武利尤单抗用于一线治疗失败胆道肿瘤患者的疗效。54 例既往经一至三线治疗的胆道肿瘤患者进行纳武利尤单抗治疗（每次 240mg，每 2 周 1 次；持续治疗 16 周后改为每次 480mg，每 1 周 1 次/直至疾病进展）。46 例可评估疗效的患者中，基于 RECIST v1.1 标准评估 10 例（22%）达到 PR，17 例（37%）达到 SD；基于 iRECIST 标准评估 10 例（22%）达到 PR，18 例（39%）达到 SD。在意向治疗人群中，mPFS 和 mOS 分别为 3.68 个月和

14.24 个月。对 42 例可评估 PD-L1 表达的患者分析,PD-L1 表达与 PFS 的延长相关,其中在 PD-L1 阳性和阴性组中 mPFS 分别为 10.4 个月和 2.3 个月（$P<0.001$）,mOS 分别为未达到和 10.8 个月（$P=0.19$）。54 例患者中有 9 例（17%）出现了 3~4 级 AE[107]。

- 肝胆肿瘤 NCCN 指南 2021.V1 版：增加推荐纳武利尤单抗单药,可作为之前没有使用过免疫检查点抑制剂治疗的不可切除／进展期胆道恶性肿瘤患者二线以上治疗方案[73]。

（二）免疫检查点抑制剂联合化疗方案

度伐利尤单抗（durvalumab）联合吉西他滨＋顺铂（GC 方案）,推荐作为不可切除／进展期胆道恶性肿瘤的一线治疗方案（1A 类推荐）。

- TOPAZ-1 试验（ClinicalTrials 注册研究 NCT03875235）：Ⅲ期、随机、双盲、国际多中心、PD-L1 单抗抑制剂联合化疗治疗进展期胆管癌的研究。研究方案为一线度伐利尤单抗联合吉西他滨＋顺铂治疗方案对比安慰剂联合 GC 方案治疗进展期胆管癌的疗效。截至 2021 年 8 月 11 日中期数据分析,共 685 例受试者被随机分到度伐利尤单抗联合 GC 方案组（341 例）和安慰剂联合 GC 方案组（344 例）。度伐利尤单抗联合 GC 方案组 ORR 为 26.7%,安慰剂联合 GC 方案组为 18.7%,度伐利尤单抗联合 GC 方案组的 mOS 为 12.8 个月,安慰剂联合 GC 方案组 mOS 为 11.5 个月。相比化疗方案患者,度伐利尤单抗联合 GC 方案将患者的死亡风险降低了 20%（危险比 =0.80；95% 置信区间 CI 0.66~0.97；$P=0.021$）。3/4 级 AE 发生率,度伐利尤单抗联合 GC 方案组 62.7%、安慰剂联合 GC 方案组 64.9%[108]。
- 美国 FDA：2022 年 9 月 2 日批准度伐利尤单抗联合吉西他滨和顺铂，可用于患有局部晚期或转移性胆管癌成人患者。
- NCCN 肝胆肿瘤指南 2022.V2 版：增加推荐度伐利尤单抗联合吉西他滨 + 顺铂，作为不可切除 / 进展期胆道恶性肿瘤的一线治疗方案[73]。

（三）免疫检查点抑制剂联合泛靶点、血管生成抑制剂治疗方案

帕博利珠单抗（pembrolizumab）联合仑伐替尼（lenvatinib），可作为不可切除 / 进展期胆道恶性肿瘤后线探索性治疗方案（1C 类推荐）。

- LEAP-005 试验（ClinicalTrials 注册研究 NCT03797326）：Ⅱ期、随机、多中心临床研究。评估帕博利珠单抗联合仑伐替尼方案用于一线治疗失败的三阴性乳腺癌等多种恶性肿瘤（含胆管癌）的安全性和有效性。研究纳入 31 例经一线治疗失败的转移性 / 不可切除胆管癌病例，接受治疗最长持续至 35 个周期（约 2 年）或疾病进展、不可耐受等。主要研究终点为 ORR 和安全性，次要终点为 DCR、DOR、PFS 和 OS。截至 2020 年 4 月 10 日数据分析报告，3 例（10%）PR、18 例（58%）SD，ORR 为 10%、DCR 为 68%，DOR 为 5.3 个月、mPFS 为 6.1 个月、mOS 为 8.6 个月，总体治疗安全性好[109]。
- 中国研究（ClinicalTrials 注册研究 NCT03895970）：Ⅱ期、单臂临床研究，计划入组 50 例。评估帕博利珠单抗联合仑伐替尼治疗进展期肝胆恶性肿瘤（肝细胞癌、胆管癌、壶腹癌、胆

囊癌和混合性肝癌）的有效性。研究纳入32例经一线以上化疗失败胆管癌病例，ORR为25%、DCR为78.1%，CBR为40.5%。mPFS为4.9个月、mOS为11.0个月。较PD-L1表达阴性组，PD-L1阳性组具有更高的ORR（36.4% vs.19%）和CBR（72.7% vs.23.8%）[110]。

- NCCN指南肝胆肿瘤2021.V1版：增加推荐帕博利珠单抗联合仑伐替尼治疗方案，可作为之前没有使用过免疫检查点抑制剂治疗的不可切除/进展期胆道恶性肿瘤患者的二线及以上治疗方案[73]。

（四）其他已公开报道阶段性临床研究结果的治疗方案

在以下临床研究的阶段性报道中，以免疫检查点抑制剂为核心的治疗方案均对胆道肿瘤展现出潜在应用价值，本指南对其研究进展予以关注（研究详细信息见附录四）。

1. 免疫检查点抑制剂联合化疗治疗方案
- ClinicalTrials注册研究NCT03311789：纳武利尤单抗（nivolumab）联合吉西他滨和顺铂（GC）方案。
- ClinicalTrials注册研究NCT03101566：纳武利尤单抗（nivolumab）联合吉西他滨/顺铂（GC）或伊匹木单抗（Ipilimumab）方案。
- ClinicalTrials注册研究NCT04172402：纳武利尤单抗（nivolumab）联合吉西他滨和替吉奥（GS）方案。
- ClinicalTrials注册研究NCT03796429：特瑞普利单抗（toripalimab）联合吉西他滨和替吉奥（GS）方案。
- ClinicalTrials注册研究NCT03486678：卡瑞利珠单抗（camrelizumab）联合吉西他滨+奥沙利铂（GEMOX）方案。

- ClinicalTrials 注册研究 NCT03046862：度伐利尤单抗（durvalumab）联合吉西他滨和顺铂，联合或不联合曲美木单抗（tremelimumab）方案。
- ClinicalTrials 注册研究 NCT03473574：度伐利尤单抗（Durvalumab）和曲美木单抗（tremelimumab），联合吉西他滨或吉西他滨和顺铂（GC）方案。

2. 免疫检查点抑制剂联合泛靶点血管生成抑制剂治疗方案
- ClinicalTrials 注册研究 NCT04642664：卡瑞利珠单抗（camrelizumab）联合阿帕替尼（apatinib）方案。
- ChiCTR 注册研究 ChiCTR2000037847：特瑞普利单抗（toripalimab）联合安罗替尼（anlotinib）方案。
- ChiCTR 注册研究 ChiCTR1900022003：信迪利单抗（sintilimab）联合安罗替尼（anlotinib）方案。
- ClinicalTrials 注册研究 NCT03475953：阿维鲁单抗（avelumab）联合瑞戈非尼（regorafenib）方案。

3. 免疫检查点抑制剂联合单靶点抑制剂治疗方案
- ClinicalTrials 注册研究 NCT02443324：帕博利珠单抗（pembrolizumab）联合雷莫西尤单抗（ramucirumab，血管内皮生长因子受体 2 靶向抑制剂）方案。
- ClinicalTrials 注册研究 NCT03201458：阿替利珠单抗（atezolizumab）单药方案与联合考比替尼（cobimetinib，MEK 抑制剂）方案。

4. 免疫检查点抑制剂联合靶向药物及化疗方案
- ClinicalTrials 注册研究 NCT03951597：特瑞普利单抗（toripalimab）+ 仑伐替尼（lenvatinib），联合吉西他滨 + 奥沙利铂化疗（GEMOX 方案）。
- ClinicalTrials 注册研究 NCT04300959：信迪利单抗（sintilimab）+ 安罗替尼（anlotinib），联

合吉西他滨+顺铂化疗（GC方案）。
- ClinicalTrials注册研究NCT04217954：奥沙利铂，氟尿嘧啶和贝伐珠单抗（bevacizumab）联合特瑞普利单抗（toripalimab）。
- ClinicalTrials注册研究NCT05036798：替雷利珠单抗（tislelizumab）联合仑伐替尼（lenvatinib）和吉西他滨+奥沙利铂化疗（GEMOX方案）。

5. 双免疫检查点抑制剂联合方案
- ClinicalTrials注册研究NCT02923934：纳武利尤单抗（nivolumab）联合伊匹木单抗（Ipilimumab，细胞毒性T淋巴细胞相关抗原-4抑制剂）方案。

指南意见8

　　以免疫检查点抑制剂为基础的联合治疗方案，极有希望成为未来不可切除、复发性胆道恶性肿瘤一线治疗方案，不同作用机制双免疫检查点抑制剂联合方案也显示出较好的协同治疗效应，但目前在临床应用中仍需关注以下关键问题。

➢ 基于相关临床研究的进展，帕博利珠单抗单药治疗dMMR或MSI-H患者的方案，以及度伐利尤单抗（durvalumab）联合吉西他滨+顺铂化疗（GC方案）的治疗方案，已成为胆道恶性肿瘤一线免疫核心治疗方案。部分免疫治疗方案的阶段性研究数据报道虽体现出临床潜在应用价值，但多为单中心或小样本研究，需开展更多的大样本、高质量、前瞻性随机对照试验以进一步明确其治疗效果和安全性。
➢ 随着对胆道恶性肿瘤分子特征的深入了解，针对不同人群和亚型胆道恶性肿瘤患者制订更为明确的个体化治疗方案，是未来免疫治疗的关键。与之对应，筛选精准、可靠的免疫治疗效应生物标志物已是亟待解决的问题。
➢ 虽然多项相关 I/II 期临床试验已证明免疫联合、双免联合治疗方案的安全性较高，但免疫检查点抑制剂相关 AE 可能涉及身体的任何器官或系统，其中胃肠道、皮肤、肝、内分泌和肺较为常见。胆道恶性肿瘤患者肝功能多处于不同程度的异常状态，因此更需密切关注免疫检查点抑制剂不良事件风险。在制订免疫检查点抑制剂治疗方案时，临床医师应首先对患者的心脏、肺脏、甲状腺等功能及自身免疫状态作出评估。当排除免疫治疗潜在高风险后，应对患者和家属护理人员进行免疫治疗信息教育，包括有关免疫治疗、其作用机制和临床可能发生的 AE 等重要信息。在治疗过程中，临床医师需始终高度警惕，患者发生的任何器官或系统变化均有可能与免疫检查点抑制剂治疗有关，并及时采取有效的处理措施。具体处理措施，建议参照美国临床肿瘤学会《免疫检查点抑制剂相关的毒性管理指南》或中国临床肿瘤学会《免疫检查点抑制剂相关的毒性管理指南（2021版）》执行。

五、肿瘤高通量基因检测要点

（一）肿瘤高通量基因检测相关法规及检测机构资质要求、管理规定

按照中华人民共和国《医疗机构临床基因扩增检验实验室管理办法》（卫办医政发〔2010〕194号），对中华人民共和国境内肿瘤人群实施高通量基因测序的相关机构需通过省级卫生行政部门相应技术审核和登记备案后，方可开展肿瘤高通量基因测序工作。

各类检测样本的储存、核酸提取及肿瘤高通量基因测序数据分析，应在通过验收的临床基因扩增检验实验室完成，相关检测试剂应独立存放、防止交叉污染。

肿瘤高通量基因测序全流程管理每个环节，包括样本质控/质量保证、样本预处理、接头连接、预扩增、基因组合靶区的捕获、靶区纯化、扩增文库构建质控定量后上高通量基因测序等，均应有标准操作规程和完整的操作记录。

（二）被检测者知情同意文件具体内容

在开展肿瘤高通量基因测序项目之前，应向患者或其指定的法定代理人取得知情同意文件并获悉肿瘤家族史等相关信息；应充分向其解释依据精准医学治疗理念，进行肿瘤高通量基因测序的目的、适用范围；应向医师及患者或其指定的法定代理人告知检测包含的驱动基因数量、信息、报告范围、技术分析的灵敏度和特异度等关键性信息，并充分告知检测的局限性。

知情同意文件相关内容中，应充分体现肿瘤高通量基因测序的法规依据、临床应用价值和局限性，并充分告知患者或其指定的法定代理人检测结果是否用于肿瘤精准个体化治疗必须由临床医师参考、决策。

知情同意文件必须明确声明，检测机构应严格执行对患者身份信息、临床信息、基因检测信息的保管和保密措施，以及相关信息泄露应承担的法律责任。

（三）样本规范采集要点

合格的样本是确保肿瘤高通量基因测序结果可靠的前提。临床医师应依据患者的疾病情况，经患者充分的知情同意后在关键时间节点收集标本进行检测分析。胆管癌等实体肿瘤体细胞基因突变检测样本应优先选用新鲜组织标本，也可选用甲醛固定–石蜡样本、血浆、胸腔积液、腹水等。实验室应严格制定每一种类型样本采集、运送、接收和保存的各环节的标准操作规程，明确样本接收和拒收标准，建立规范化样本运输和保存执行路径。

除血浆样本来源的 DNA/RNA 外，其他样本应正确估计肿瘤细胞含量。一般情况下，建议肿瘤高通量基因测序检测组织样本中肿瘤细胞含量应达到 20% 以上，血液样本采集量至少 8ml。样本采集过程、分析前运输、处理流程以及病理评估结果等均应做可溯源记录。

1. 手术和活检的新鲜组织　理想的保存方法是迅速置于液氮中，可保存于液氮罐或 –80℃ 冰箱，该过程应在手术标本离体后 30 分钟内完成，以防止核酸降解；或保存在样本保护剂中，尽早转移至 –80℃ 冰箱保存。可采用冷冻切片染色评估样本中的肿瘤细胞含量。

2. 甲醛固定 – 石蜡包埋样本　按病理操作规范进行取材。手术或活检离体的组织应在 30 分钟内浸入 100ml 的 4% 缓冲甲醛溶液中进行固定，避免使用酸性及含有重金属离子的固定液。组织标本应切开后充分固定 6~48 小时，不超过 72 小时。活检标本可固定 6~12 小时。开展高通量基因测序前应进行 HE 染色评估肿瘤细胞的含量。

3. 血浆样本　循环肿瘤 DNA 是存在于血浆中的游离 DNA，肿瘤来源的 DNA 占血浆游离 DNA 的比例在不同肿瘤及病例中相差悬殊。采集外周血提取血浆游离 DNA 进行检测，取样时应使用一次性的含乙二胺四乙酸的抗凝真空采血管，采集 8~10ml 全血，冷藏运输，2 小时内分离血浆，提取游离 DNA，保存于 –80℃ 冰箱中，并避免反复冻融。如外周血需长时间运输，建议用游离 DNA 样本专用保存管，在常温条件下，循环肿瘤 DNA 在全血中可稳定保存 3~7 天。由于血细胞基因组 DNA 的潜在大量释放会极大地稀释血浆游离肿瘤 DNA 浓度，经肉眼观察确认为溶血的样本不适用于游离肿瘤 DNA 的高通量测序。当怀疑血浆游离 DNA 受到血细胞基因组 DNA 污染时，可考虑采用核酸片段大小分布分析来判断污染是否存在，从而判断样本是否适用于高通量基因测序。

4. 细胞学样本　脱落细胞学标本及细针穿刺细胞学标本用于基因检测时，必须进行病理质控，确定标本中的肿瘤细胞数量及与正常细胞的比例，符合质量要求或通过肿瘤细胞富集处理后符合要求的标本可直接抽提核酸，也可以制备成甲醛固定－石蜡包埋样本进行后续分析。体腔积液标本可提取无细胞上清标本中的循环肿瘤 DNA 进行检测。

（四）检测流程规范化及生信分析报告标准化要点

主要流程包括初步分析、接头序列去除、引物序列去除、低质量序列去除、参照基因组序列比对、去重、插入或缺失重复比对、碱基质量得分校正、突变识别、注释、过滤后输出等步骤，不同瘤种高通量测序数据分析应遵循以上流程。应严格按照标准操作规程指导进行质量检查，执行接受与拒绝标准。

检测数据有效深度应达到 500 倍以上。检测实验室必须采用结构化数据库注释单碱基位点变异、插入或缺失、重排（融合）、拷贝数变异等各类关键信息，数据储存格式应采用通用的 FASTQ、BAM、VCF 格式，便于数据交换及实验室间评价，并应对所采用的数据分析工具（软件）进行能力验证。应区分体细胞与胚系来源的变异，并对各个瘤种中具有明确或重要临床意义的基因变异进行关注分析和说明。检测结果都应建立相应数据库进行规范化管理。

检测报告中，需注明病理诊断信息（如肿瘤组织部位、组织类型等），肿瘤细胞的百分比和数量（适用时），其他影响样本质量的因素（如出血、坏死、是否强酸脱钙处理）等。因检测方案与检测数据的获得、分析结果直接相关,实验室应对肿瘤体细胞基因突变高通量测序方案进行详细说明,包括:①技术方案,靶向测序、全外显子组测序、全基因组测序等;②检测平台,样本高通量测序仪名称;③目标区域富集方法,多重 PCR、杂交捕获等;④检测范围,结果报告单应注明检测基因、可检测突变类型或具体肿瘤热点突变,如果突变位点较多,可以给予网址链接信息以便查询;⑤生物信息学分析,测序深度等重要的参数;⑥检测性能和局限性。

检测报告应遵循首页简明、结果明确、解释清楚、信息充分的原则,报告格式和内容需标准化。具有临床治疗指导意义的检测结果及其参数应优先报告,核心基因检测结果必须明确报告,对临床意义不明或推荐等级不可判定的基因变化应给予特殊报告,并加以注释。

肿瘤高通量基因测序术语见附录二。

指南意见 9

> 标准化的样本收集和制备、检测资质合格的机构、标准操作规程完善的实验室、规范化的检测流程、完备的数据质量控制及审核机制,是确保检测结果客观、真实的重要前提。

> 需要强调,不能将肿瘤高通量基因/蛋白等分子检测结果作为唯一诊疗决策依据,主治医师需要综合患者临床症状、病程发展特点、影像学和实验室检查等临床信息,综合考量并个体化制订治疗方案。因此,肿瘤高通量基因检测报告在详尽、客观、平实描述检测结果后,不应明确药物治疗方案。

附　录

附录一　胆道肿瘤分子特征研究进展

1. 胆管系统不同区域起源上皮肿瘤间的分子特征差异
- 乔治城大学医学中心等（美国）多中心临床研究：对1 502例胆道恶性肿瘤（825例肝内胆管癌、249例肝外胆管癌、428例胆囊癌）进行高通量测序（测序基因共592个）、免疫组化、原位杂交和RNA测序分析发现，肝内胆管癌具有较高的 *IDH1*、*BAP1* 和 *PBRM1* 突变率和 *FGFR2* 融合率；肝外胆管癌 *KRAS*、*CDKN2A* 和 *BRCA1* 突变率较高；胆囊癌具有较高的同源重组修复缺陷率和Her2/neu过表达和扩增率。肝内胆管癌和胆囊癌在免疫检查点抑制（PD-L1表达、高微卫星不稳定性和高肿瘤突变负荷）方面的潜在阳性预测生物标志物比率高于肝外胆管癌[10]。
- 梅奥医疗中心（美国）研究：94例（67例肝内胆管癌、27例肝外胆管癌）石蜡包埋胆道恶性肿瘤组织测序，评估 *IDH1* 密码子 132 突变和 *IDH2* 密码子 140 和 172 突变，总体突变率 22%（21 例，14 例 *IDH1*、7 例 *IDH2*）。肝内胆管癌 *IDH1/2* 突变率高于肝外胆管癌（28% vs. 7%）[18]。

- 纪念斯隆·凯特林癌症中心等（美国）多中心临床研究：对 195 例胆管癌（78% 肝内胆管癌、22% 肝外胆管癌）进行 410 个癌基因全外显子和特定内含子分析，47% 具有潜在治疗意义的驱动基因改变。肝内胆管癌高频突变基因依次为 *IDH1*（30%）、*ARID1A*（23%）、*BAP1*（20%）、*TP53*（20%）和 *FGFR2* 基因融合（14%）[17]。
- 麻省总医院研究：研究分为两个阶段，先后对胃肠道实体肿瘤（含胆道恶性肿瘤）和胆道恶性肿瘤进行 15 个癌基因、130 个位点特异性突变检测，*IDH1* 突变在除胆管癌外的其他胃肠道恶性肿瘤中比例为 2%。在 87 例的胆道肿瘤中（25 例胆囊癌、40 例肝内胆管癌、22 例肝外胆管癌），*IDH1/IDH2* 突变仅出现在肝内胆管癌（9 例，23%）[11]。
- 海德堡大学医院等（德国）多中心临床研究：377 例（159 例肝内胆管癌、149 例肝外胆管癌、69 例胆囊癌）肿瘤组织免疫组化方法进行 *BRAF* V600E 分析，仅检出 5 例 *BRAF* V600E 突变者，且均来自肝内胆管癌组织（3%），表明胆道恶性肿瘤罕见 *BRAF* V600E 突变[12]。
- 国立癌症研究中心等（日本）多中心临床研究：239 例（137 例肝内胆管癌、74 例肝外胆管癌、28 例胆囊癌）肿瘤组织进行全外显子组和转录组测序，约 40% 具有潜在治疗靶点的驱动基因改变。*FGFR* 变异仅在肝内胆管癌中发现，在肝外胆管癌和胆囊癌分别以蛋白激酶 A（*PRKACA* 或 *PRKACB*）基因融合和 EGFR 家族基因激活为特征性表现[13]。
- 中国医学科学院北京协和医院等（中国）多中心临床研究：分析 803 例中国胆道恶性肿瘤队列

（164例胆囊癌、475例肝内胆管癌、164例肝外胆管癌）基因组与病因和组织病理学相关的突变特征，队列高频突变基因依次为 *TP53*（53%）、*KRAS*（26%）、*ARID1A*（18%）、*LRP1B*（14%）和 *CDKN2A*（14%），胚系突变主要发生在 DNA 损伤修复基因。肝内胆管癌患者更易携带 *IDH1* 和 *PBRM1* 突变、*MYC* 和 *MDM2* 扩增；胆囊癌队列中 *TP53* 突变更为多见；肝外胆管癌队列中 *KRAS* 突变率较高[19]。

- 复旦大学附属中山医院研究：326 例肝内胆管癌中 *IDH1/IDH2* 突变率为 10.4%（34 例），*IDH1/IDH2* 突变与患者人群更长的总生存期有关[14]。
- 上海交通大学医学院附属新华医院等（中国）多中心临床研究：首次在 57 对胆囊癌组织/正常样本全外显子组和超深靶向测序中发现并证实 HER 信号通路是胆囊癌中最显著的突变通路（36.8%）[16]。
- 海军军医大学第三附属医院（东方肝胆外科医院）研究：观察 105 例癌组织及癌旁组织（24 例肝内胆管癌、20 例肝门部胆管癌、13 例远端胆管癌、48 例胆囊癌）突变情况，发现依照胆囊癌、远端胆管癌、肝门部胆管癌、大胆管型肝内胆管癌和小胆管型肝内胆管癌的观察顺序，*TP53*、*BRCA1/2*、*ATM*、PI3K 通路、WNT 通路、HRR 通路和细胞周期通路基因突变频率逐渐降低，*BRAF* 基因突变频率逐渐升高[15]。

2. 肿瘤起源同区域的胆道恶性肿瘤之间分子特征差异

- 天津医科大学肿瘤医院研究报道：130 例肝内胆管癌肿瘤组织通过 DNA 测序或免疫组化方法检测 *IDH1/IDH2* 突变和 BAP1、ARID1A 和 PBRM1 表达缺失，大胆管型与小胆管型肝内胆管癌两队列间 *IDH1/2* 突变率存在显著差异（3.7% vs. 19.4%）[22]。
- 台湾大学医学院附属医院研究报道：189 例肝内胆管癌（大胆管型 41%、小胆管型 59%）中，不同研究队列间 *KRAS* 突变率存在显著差异，大胆管型队列 23%、小胆管型队列仅为 1%。但

小胆管型队列 *IDH1/IDH2* 突变率高于大胆管型队列（16.9% vs. 4.5%）[21]。

3. 流行病学因素对胆道恶性肿瘤分子特征的影响

- 国际癌症基因组联盟（International Cancer Genome Consortium，ICGC）多中心临床研究：欧、亚、南美区域10个国家共489例肝内胆管癌，结合临床和基因组（全基因组、靶向/外显子组、拷贝数、基因表达、DNA甲基化）数据将肿瘤定义为4个特征簇。肝吸虫阳性簇（聚类1和2）富集 *HER2* 扩增和 *TP53* 突变；而肝吸虫阴性簇（聚类3和4）显示高拷贝数改变、PD-1/PD-L1表达，或 *IDH1/IDH2* 和 *BAP1* 表观遗传突变和 *FGFR*、*PRKA* 相关基因重排；患者预后取决于分子簇差异而非肿瘤起源的解剖区域[43]。

- 中美队列对照研究：对肝内胆管癌石蜡包埋癌组织全基因组检测，164例中国队列中 *KMT2C*、*BRCA1/BRCA2* 和 *DDR2* 突变频率显著高于美国队列，283例美国队列中 *CDKN2A/CDKN2B* 和 *IDH1/IDH2* 突变频率高于中国队列。中国队列呈现出更高的DNA损伤修复突变和肿瘤突变负荷（TMB>10mut/Mb）[42]。

- 复旦大学附属中山医院：262例中国肝内胆管癌和配对组织建立，进行蛋白基因组特征图谱研究。FU-iCCA队列发现 *TP53*、*KRAS*、*FGFR2*、*IDH1/IDH2*、*BAP1*、*ARID1AP*、*PBRM1* 等16个显著改变的肝内胆管癌驱动基因。对比由西方肝内胆管癌患者人群组成的MSKCC队列，FU-iCCA队列显示出更高的 *KRAS* 突变频率及更低的 *IDH1*、*ARID1A* 和 *TERT* 突变频率。此外，FU-iCCA队列还观察到7.1%黄曲霉毒素特征[38]。

- 海军军医大学附属第三医院（东方肝胆外科医院）等（中国）多中心临床研究：对103例肝内胆管癌进行肝脏炎症、纤维化和肝硬化相关特异性体细胞突变特征研究，发现8个潜在肝内胆管癌驱动基因（*TP53*、*KRAS*、*IDH1*、*PTEN*、*ARID1A*、*EPPK1*、*ECE2* 和 *FYN*），其中 *TP53* 突变多见于 HBsAg 血清阳性病例，而 *KRAS* 突变几乎仅见于 HBsAg 血清阴性病例[44]。
- 海军军医大学附属第三医院（东方肝胆外科医院）研究报道：对 40 例胆管癌临床样本、14 例胆管癌动物模型及 10 个胆管癌细胞系进行靶向 *PTEN* 基因全长的深度测序发现，肿瘤抑制基因（抑癌基因）*PTEN* 总体突变率（基因拷贝数同源或杂合缺失、外显子短片段移码或非移码缺失、单核苷酸非同义突变等）超过 50%；其中，引起 PTEN 蛋白缺失的基因突变类型约为 30%。*PTEN* 基因突变或缺失使蛋白酶体的活性显著升高，促进肿瘤细胞的恶性生物学行为。进一步的临床队列研究也揭示，*PTEN* 缺失的胆管癌患者疾病进展迅速、极易发生肿瘤远处转移，总体预后差[45]。基于上述研究结果，研究团队先后开展了基于 *PTEN* 基因分型的胆管癌精准治疗单臂、Ⅱ期临床研究（NCT03345303）和 Ⅱ 期、多中心随机对照临床试验（ChiCTR2000035916）。
- 中国医学科学院北京协和医院等（中国）多中心临床研究：35.8% 肝内胆管癌含有马兜铃酸相关特征及 TMB 升高[19]。

4. 疾病进程对胆道恶性肿瘤分子特征产生的影响
- 江苏省人民医院等（中国）多中心临床研究：对 98 例胆道恶性肿瘤组织进行 416 个检测基因数量的高通量测序，分期较晚队列 *KRAS* 和 *TP53* 突变频率远高于分期较早队列。*KRAS-TP53* 共突变在除胆囊癌以外的分期较晚胆管癌中更多见，且对免疫治疗具有良好的反应性[46]。
- 中国医学科学院北京协和医院等（中国）多中心临床研究：在 803 例中国胆道恶性肿瘤队列中，TNM（AJCC 第 7 版）Ⅲ～Ⅳ期胆道恶性肿瘤队列中 *KRAS* 突变率更高[19]。

附录二　肿瘤高通量测序术语

中文	英文	释义
全外显子组测序	whole exome sequencing, WES	利用序列捕获技术将全基因组外显子区域 DNA 捕捉并富集后进行高通量测序的基因组分析方法。成本相对于全基因组重测序较低，对研究已知基因的单核苷酸多态性、插入/缺失等具有较大的优势，但无法获得基因组结构变异如染色体断裂重组等信息
单核苷酸变异	single nucleotide variation, SNV	基因组 DNA 序列同一位置单个核苷酸发生碱基替代、插入或缺失变异
拷贝数变异	copy number variation, CNV	一种可导致一个或多个基因拷贝数异常的基因组改变现象
基因融合或重排	gene fusion or rearrangement	由染色体插入、缺失、倒位和易位而产生 DNA 片段的交换和重新组合，形成新 DNA 序列的过程。基因重排是不同基因互相改变位置，从而导致基因组合改变。重新组合后能够形成新蛋白者称为融合
基因扩增	gene amplification	某一个特定基因的拷贝数选择性增加而其他基因的拷贝数并未按比例增加的过程

续表

中文	英文	释义
错义突变	missense mutation	编码某种氨基酸的密码子经碱基替换后，变成编码另一种氨基酸的密码子，从而使多肽链的氨基酸种类和序列发生改变
无义突变	nonsense mutation	单个碱基的替换导致出现终止密码子，从而提前终止多肽链的合成，产生的蛋白大都失去活性或丧失正常功能
同义突变	synonymous mutation	DNA片段中某个碱基对发生突变，但根据遗传密码简并性原则，该位置突变后的密码子同突变前密码子能够编码同一氨基酸，从而并未改变蛋白质中的氨基酸序列
移码突变	frameshift mutation	DNA片段中某一位点插入或丢失一个或几个（非3的倍数）碱基对时，造成插入或丢失位点以后的一系列编码顺序发生错位的突变
整码突变	codon mutation	DNA片段中某一位点插入或丢失一个或几个（3的倍数）碱基对时，引起合成的肽链减少或增加了一至多个氨基酸，作用部位前后的氨基酸顺序不发生变化
截短突变	truncation mutation	突变导致多肽链合成提前终止，产生的蛋白大都失去活性或丧失正常功能

续表

中文	英文	释义
肿瘤突变负荷	tumor mutation burden, TMB	每百万碱基中,体细胞基因编码错误、碱基替换、基因插入或缺失错误的总数。通常突变数量越多,则 TMB 越高
微卫星不稳定性	microsatellite instability, MSI	微卫星是遍布于人类基因组上短串联重复 DNA 序列,一般由 1~6 个核苷酸组成,由重复单位的插入或缺失导致微卫星长度的改变,称为微卫星不稳定性
驱动基因	driver gene	突变后会对癌症的发生和发展过程起到推动作用、且影响显著的相关基因
肿瘤易感基因	cancer susceptibility gene	个体胚系细胞中相关基因发生突变不会直接导致癌症发生,但会显著增加个体患癌的风险。肿瘤易感基因包括代谢酶基因、DNA 损伤修复基因、凋亡相关基因及免疫功能相关基因等
胚系突变	germline mutation	又称生殖系突变,是指源于精子、卵子等生殖细胞或受精卵等遗传获得性突变,在人体细胞中均一性分布、且不会随着年龄和环境的改变而改变
体系突变	somatic mutation	又称获得性突变,是指后天生长发育过程中环境等因素影响下发生的、不可遗传的突变,个体只有部分细胞携带该突变

续表

中文	英文	释义
杂合性缺失	loss of heterozygosity, LOH	当位于一对同源染色体上的相同基因座位的两个等位基因中的一个（或其中部分核苷酸片段）发生缺失，细胞存在转化为癌细胞的风险
意义未明变异	variants of uncertain significance, VUS	通过测序等方法检测到的某个变异，但是生理功能及与肿瘤发生的相关性尚未明晰
原癌基因	proto-oncogene	与肿瘤细胞癌基因同源的人体正常细胞内的基因，称为原癌基因。原癌基因进化上高度保守，在正常细胞内参与发挥细胞生长、细胞分裂和细胞分化等增殖调控功能。当基因结构或调控区发生变异、导致基因产物增多或活性增强时，细胞发生过度增殖后形成肿瘤
肿瘤抑制基因（抑癌基因）	tumor suppressor gene	人体正常细胞内具有抑制细胞过度生长、增殖等潜在抑癌作用的基因

附录三 胆道恶性肿瘤免疫治疗响应相关生物标志物研究进展

1. 胆道恶性肿瘤组织 PD-L1 表达
- KEYNOTE-028 试验（ClinicalTrials 注册研究 NCT02054806）：帕博利珠单抗治疗进展期胆管癌对 6%~13% 受试者展现出持久的抗肿瘤活性，且与 PD-L1 表达状态无关[111]。
- KEYNOTE-158 试验（ClinicalTrials 注册研究 NCT02628067）：104 例胆管癌（欧罗巴人种 64.4%、亚裔 35.6%）接受帕博利珠单抗治疗，95 例可评估 PD-L1 表达状态，表达阳性组 ORR 为 6.6%（4/61，均为 PR），表达阴性组 ORR 为 2.9%（1/34，PR；95% 置信区间，0.1%~15.3%）；表达阳性组对比阴性组 mPFS 分别为 1.9 个月和 2.1 个月，mOS 分别为 7.2 个月和 9.3 个月。研究表明 PD-L1 表达阳性与进展期胆管癌更优的治疗预后相关[112]。
- 首尔蔚山大学医学院单中心、前瞻性队列研究：评估不可切除或转移性胆道恶性肿瘤（含胆囊癌和肝内、肝外胆管癌），经吉西他滨+顺铂治疗（GC 方案）失败后，评估帕博利珠单抗对肿瘤组织病理检测 PD-L1 阳性（≥1%）者的疗效、安全性及有效生物标志物。40 例入组病例中位随访时间 9.6 个月，RECIST 评估 ORR 为 10%、imRECIST 评估 ORR 为 12.5%，mDOR 为 6.3 个月；1 例（1/20，5.0%）获得 CR；mPFS 和 OS 分别为 1.5 个月和 4.3 个月[113]。
- ClinicalTrials 注册研究 NCT02829918 研究：纳武利尤单抗二线治疗进展期难治性胆管癌研究，对比 PD-L1 表达阳性（18 例）和表达阴性队列（36 例），PD-L1 阳性表达队列显示出更好的 PFS（10.4 个月 vs. 2.3 个月）[107]。

2. 胆道恶性肿瘤组织肿瘤突变负荷

- MD 安德森癌症中心和梅奥医疗中心（美国）多中心报道一：采用 FoundationOne 对 309 例胆管癌石蜡包埋组织进行全基因组分析，混合捕获 236 个癌基因编码外显子和 19 个重排基因 47 个内含子，评估碱基替换、插入缺失标记、基因融合/重排、TMB 和 MSI 状态。结果显示 TMB≥6mut/Mb 占比 19.4%，而 TMB≥20mut/Mb 仅为 2.9%[114]。

- MD 安德森癌症中心和梅奥医疗中心（美国）多中心报道二：对 205 例胆道恶性肿瘤石蜡包埋组织标本（138 例肝内胆管癌、23 例肝外胆管癌和 44 例胆囊癌）进行基于 422 个检测基因的高通量测序，以明确不同胆道恶性肿瘤亚型病例 DNA 损伤修复基因的频率。研究将 20 个 DNA 损伤修复基因分为两类，分别为 DNA 直接损伤修复基因（*ATM*、*ATR*、*BRCA1*、*BRCA2*、*FANCA*、*FANCD2*、*MLH1*、*MSH2*、*MSH6*、*PALB2*、*POLD1*、*POLE*、*PRKDC*、*RAD50* 和 *SLX4*）和诱发基因组不稳定的看守基因（*BAP1*、*CDK12*、*MLL3*、*TP53* 和 *BLM*），并将 TMB 分为 TMB-H（≥20mut/Mb）、TMB-I（6~19mut/Mb）、TMB-L（<6mut/Mb）等三个队列。研究发现不同亚型胆道恶性肿瘤对应独特的 DNA 损伤修复模式，TMB-H 和 TMB-I 的频率在胆道恶性肿瘤亚型之间也具有明显差异，TMB-H 和 TMB-I 在肝外胆管癌和胆囊癌人群中均明显高于肝内胆管癌人群（18% vs. 22% vs. 13%）[67]。

- 乔治城大学医学中心等（美国）多中心报道：对 1 502 例胆道恶性肿瘤基因组研究中的 352 例进行 TMB 检测，以 17mut/Mb 作为界定 TMB-H 的临界值，有 4%（14 例）被定义为 TMB-H。不同胆道恶性肿瘤病理亚型中 TMB-H 的比例不同，胆囊癌、肝内胆管癌、肝外胆管癌中 TMB-H 的比例分别为 5.8%（6/104）、3.5%（7/198）和 2%（1/50）。研究表明肝内胆管癌和胆囊癌在免疫检查点抑制潜在预测生物标志物（PD-L1 表达、高微卫星不稳定性和高肿瘤突变负荷）的比率高于肝外胆管癌[10]。

- 天津医科大学肿瘤医院报道：在 24 例中国进展期或复发胆管癌高通量测序研究中，3 例 TMB-H（7.1mut/Mb）病例接受吉西他滨联合纳武利尤单抗治疗全部获得治疗响应（2 例 PR，1 例 CR）[68]。
- 纪念斯隆·凯特林癌症中心等（美国）多中心临床研究：对接受免疫检查点抑制剂治疗的 16 种不同癌症类型、共 1 678 例患者进行回顾性分析。在 53 例肝胆肿瘤（未区分胆管癌和肝细胞癌）患者中，4 例（8%）患者具有高的 TMB 值（TMB≥10mut/Mb），对免疫治疗均无治疗响应。相反，在低 TMB 组（共 49 例）有 6 例患者（12%）有治疗响应[115]。研究发现在多种癌症类型中，TMB 为每兆碱基有 10 个或更多突变的病例，接受免疫检查点抑制剂治疗后响应率普遍较高。研究认为，由于不同癌症类型间的差异性及与生存结果相关性的不明确，尚无法采用统一的 TMB-H 阈值界定标准广泛作为泛癌种免疫治疗效果的预测依据，需要更多的研究确定特定癌种的 TMB 阈值以指导治疗决策[116]。

3. 胆道恶性肿瘤组织微卫星不稳定性

- 乔治城大学医学中心等（美国）多中心报道：对 352 例胆管癌样本进行高通量测序和 MSI 筛查，MSI-H 仅为 2%（7 例）[10]。
- 海德堡大学附属医院报道：纳入 308 例欧美国家非肝吸虫相关胆管癌（159 例肝内胆管癌、

106例肝门部胆管癌和43例远端胆管癌）研究队列，分析了由BAT25、BAT26和CAT25组成的单核苷酸微卫星不稳定性标记组，检测到MSI-H发生率为1.3%，并经MLH1、PMS2、MSH2和MSH6免疫组化证实微卫星不稳定标记核免疫反应性缺失（2例肝内胆管癌、2例肝门部胆管癌）[61]。

- ClinicalTrials注册研究NCT03892577：中国多中心、开放性、进展期肝胆肿瘤靶向治疗和免疫治疗的真实现实世界研究，计划入组2 000例。2022年ASCO汇报已纳入的887例（584例肝内胆管癌、303例肝外胆管癌）数据，经全外显子组测序显示队列总MSI-H比例为5.4%（48例），肝内胆管癌和肝外胆管癌所占比例分别为6.0%和4.3%；TMB与MSI有显著相关性，MSI-H组TMB为10mut/Mb的比例为100%（48/48例），而MSS组TMB为10mut/Mb比例为8.7%（73/839）[62]。
- KEYNOTE-016试验（ClinicalTrials注册研究NCT01876511）：基于该研究结果（含4例胆管癌），2017年美国FDA批准帕博利珠单抗应用于dMMR/MSI-H泛癌种的临床治疗[117]。
- KEYNOTE-158试验（ClinicalTrials注册研究NCT02628067）：104例胆管癌接受帕博利珠单抗治疗，22例dMMR或MSI-H胆管癌ORR高达40.9%，mPFS和mOS分别为4.2个月和24.3个月[106]。

4. 胆道恶性肿瘤免疫治疗相关分子分型探索性研究进展
- 复旦大学附属中山医院肝内胆管癌蛋白基因组分型研究：262例肝内胆管癌队列进行蛋白质组特征归类，被划分为4个在预后、基因改变、微环境失调、肿瘤微生物组成等方面差异特征明显亚群（S1～S4），并展示出依据基因组分型可对患者进行分层免疫治疗的临床应用潜力[38]。
- 海军军医大学第三附属医院（东方肝胆外科医院）胆道恶性肿瘤分子分型研究：105例癌组织及癌旁组织（20例肝内胆管癌、20例肝门部胆管癌、13例远端胆管癌、48例胆囊癌），经甲基化图谱特征分析发现3 369个共有差异甲基化区域，并证明上述不同胆道起源位置肿瘤在差异甲基化区域上具有一致性；利用共有差异甲基化区域建立的诊断模型能够有效区分癌组织和癌旁组织及良性肿瘤（AUC=0.965）；基于12个基因甲基化标志物构建预测模型发现，甲基化变化较小的队列表现出更高的免疫相关特征、$CD8^+$淋巴细胞浸润和PD-L1阳性表达，提示对应患者潜在具有更优的免疫治疗效果[15]。

附录四 其他在研胆道恶性肿瘤免疫治疗方案

1. 免疫检查点抑制剂联合化疗方案
1.1 纳武利尤单抗（nivolumab）联合吉西他滨和顺铂（GC 方案）
- 中国研究（ClinicalTrials 注册研究 NCT03311789）：Ⅱ期、单臂、开放标签临床研究，计划入组 30 例。探索纳武利尤单抗联合 GC 方案用于不可切除或转移性胆道肿瘤的疗效和安全性。在 27 例可评估疗效的患者中，ORR 为 55.6%，其中 18.6% 达到 CR，DCR 为 92.6%。mPFS 和 mOS 分别为 6.1 个月和 8.5 个月，其中 12 个月 OS 率为 33.3%。最常见的 3 级及以上 AE 是血小板减少（56%）和中性粒细胞减少（22%）[118]。

1.2 纳武利尤单抗（nivolumab）联合吉西他滨/顺铂（GC 方案）或联合伊匹木单抗（Ipilimumab）
- BilT-01 研究（ClinicalTrials 注册研究 NCT03101566）：Ⅱ期、双臂、开放标签临床研究，计划入组 75 例患者。探索纳武利尤单抗联合 GC 方案或纳武利尤单抗联合伊匹木单抗方案治疗晚期不可切除胆管癌患者的疗效。在接受治疗的 68 例患者中，随机分配为两个队列，A 队列入组 35 例接受纳武利尤单抗联合 GC 方案，B 队列入组 33 例接受纳武利尤单抗联合伊匹木单抗治疗。在可评估人群中观察到 6 个月 PFS 率，A 组为 59.4%，B 组为 21.2%。A 队列 mPFS 和 mOS 分别为 6.6 个月和 10.6 个月，B 队列 mPFS 和 mOS 分别为 3.9 个月和 8.2 个月。在 12 个月和 24 个月时，A 队列患者存活率分别为 47.8% 和 35.4%，B 队列患者存活率分别为 38.4% 和 28.8%。与治疗相关最常见的 3 级及以上血液 AE 是中性粒细胞减少（A 队列 34.3%），非血液 AE 是疲劳（A 队列 8.6%）和转氨酶升高（B 队列 9.1%）[119]。

1.3 纳武利尤单抗（nivolumab）联合吉西他滨和替吉奥（GS 方案）

- 中国台湾卫生研究院（ClinicalTrials 注册研究 NCT04172402）：Ⅱ 期、单臂、开放标签临床研究，计划入组 48 例。评估纳武利尤单抗联合 GS 方案治疗晚期胆道肿瘤患者的疗效。共 48 例患者入组，中位随访 6.4 个月，1 例患者出现 pCR，19 例患者获得 PR。ORR 为 41.7%，其中 CR 率 2.1%，PR 率 39.6%。SD 为 45.8%（22 例），长期 DCR（CR+PR+SD>12 周）为 77.1%。mPFS 和 mOS 分别为 8.0 个月和未达到研究设计。所有 3/4 级化疗相关 AE 均低于 7%[120]。

1.4 特瑞普利单抗（toripalimab）联合吉西他滨和替吉奥（GS 方案）

- 中国研究（ClinicalTrials 注册研究 NCT03796429）：Ⅱ 期、单臂、单中心前瞻性研究，计划入组 40 例，评估 PD-1 抑制剂特瑞普利单抗联合 GS 一线治疗进展期胆管癌的疗效和安全性。试验共招募入组 50 例患者。结果显示，6 个月 PFS 为 62%。mPFS 为 7.0 个月，mOS 为 15.0 个月。49 例患者完成了肿瘤疗效评估，ORR 为 30.6%，DCR 为 87.8%、CR 为 2%、PR 为 28.6%、SD 为 57.1%。最常见的治疗相关 AE 是白细胞减少（98.0%）、中性粒细胞减少（92.0%）和贫血（86.0%）[64]。

1.5 卡瑞利珠单抗（camrelizumab）联合吉西他滨+奥沙利铂（GEMOX 方案）

- 中国研究（ClinicalTrials 注册研究 NCT03486678）：Ⅱ 期、单臂、开放性、中国多中心临床研究，实际入组 38 例、退出 1 例。评估 PD-1 抑制剂卡瑞利珠单抗联合 GEMOX 方案治疗 Ⅳ 期胆道肿瘤的有效性和安全性，并探索与治疗响应相关的潜在生物标志物。队列总体 ORR 为 54%（20/37），mPFS 为 6.1 个月，mOS 为 11.8 个月。最常见的 AE 是疲劳（27 例，73%）和发热（27例，73%）。最常见的3级或更严重的AE是低钾血症（7例，19%）和疲劳（6例，16%）。PD-L1肿瘤细胞阳性比例分数≥1%组ORR为80%，肿瘤细胞阳性比例分数<1%组ORR为53.8%[121]。

1.6 吉西他滨和顺铂（GC方案）联合度伐利尤单抗（durvalumab）联合或不联合曲美木单抗（tremelimumab）

- 韩国首尔国立大学医院研究（ClinicalTrials注册研究NCT03046862）：Ⅱ期、三臂、开放标签临床研究，计划入组31例。探索GC方案联合度伐利尤单抗联合或不联合曲美木单抗作为晚期胆道肿瘤患者的一线治疗疗效和安全性研究。共纳入128例患者，A组32例患者化疗随后接受度伐利尤单抗联合曲美木单抗治疗，B组49例患者化疗后接受度伐利尤单抗治疗，C组47例化疗联合度伐利尤单抗和曲美木单抗治疗。124例可评估疗效患者中82例（66%）达到了ORR，其中A、B、C三组ORR率分别为50%、72%、70%。最常见的3级和4级AE是中性粒细胞减少（53%）、贫血（40%）和血小板减少（19%）[122]。

1.7 度伐利尤单抗（durvalumab）和曲美木单抗（tremelimumab），联合吉西他滨或吉西他滨和顺铂（GC方案）

- IMMUCHEC（ClinicalTrials注册研究NCT03473574）：Ⅱ期、五臂、开放标签临床研究，计划入组128例。探索度伐利尤单抗和曲美木单抗联合吉西他滨或G方案C一线治疗胆道肿瘤患者的疗效和安全性。A队列入组22例患者接受度伐利尤单抗联合曲美木单抗和吉西他滨治疗，B队列入组22例接受度伐利尤单抗联合曲美木单抗和GC方案治疗，C队列入组35例接受GC方案治疗，D队列入组30例接受度伐利尤单抗联合曲美木单抗（一次性注射给药方案）和吉西他滨治疗，E队列入组29例接受度伐利尤单抗联合GC方案治疗。A、B、C、D、E五组患者的ORR分别为4.6%、18.2%、28.6%、26.7%、20.7%，mPFS分别为2.75个月、5.98个月、8.7个月、8.13个月、5.97个月，mOS分别为7.38个月、12.32个月、16.93个月、22.73个月、12.87个月[123]。

2. 免疫检查点抑制剂联合靶向治疗方案

2.1 免疫检查点抑制剂联合多靶点、血管生成抑制剂治疗方案

2.1.1 纳武利尤单抗（nivolumab）联合仑伐替尼（lenvatinib）

- JPRN注册研究（JMA-IIA00436）：Ⅰ/Ⅱ期、单臂、开放标签临床研究，计划入组53例，探索纳武利尤单抗联合仑伐替尼二线治疗晚期胆道肿瘤患者的疗效和安全性。在Ⅰ期入组的6例患者中确定仑伐替尼的最佳剂量为每日20mg。Ⅱ期研究中纳入26例患者，ORR为9.4%，DCR为53.1%，mPFS和mOS分别为2.5个月和6.4个月。最常出现的3~4级AE为高血压（59.4%），胆道感染（18.8%），中性粒细胞减少（12.5%），血小板减少（9.4%）[124]。

2.1.2 卡瑞利珠单抗（camrelizumab）联合阿帕替尼（apatinib）

- 中国研究（ClinicalTrials注册研究NCT04642664）：Ⅱ期、单臂、开放标签临床研究，计划入组22例。探索卡瑞利珠单抗联合阿帕替尼用于一线治疗失败胆道肿瘤患者的疗效和安全性。入组22例患者中21例可评估疗效，4例（19%）达到PR，11例（52.4%）达到SD，DCR为71.4%。mPFS和mOS分别为4.4个月和13.1个月。所有患者都经历了AE，22例患者中14例（63.6%）出现了3级或4级AE，未观察到与治疗相关的死亡[125]。

2.1.3 特瑞普利单抗（toripalimab）联合安罗替尼（anlotinib）
- 中国研究（ChiCTR 注册研究 ChiCTR2000037847）：Ⅱ期、单臂、开放标签临床研究，计划入组 40 例患者。探索安罗替尼联合特瑞普利单抗治疗标准一线治疗失败或无意愿的晚期胆道肿瘤患者的疗效和安全性。15 例可评估疗效的患者中，4 例达到 PR（26.7%）、9 例 SD（60%）和 2 例 PD（13.3%），照射靶病灶的 ORR 和 DCR 分别为 26.7% 和 86.7%。其中 14 例（93.3%）患者发生 AE（所有级别），3 级相关 AE 是疲劳（13.3%）[126]。

2.1.4 信迪利单抗（sintilimab）联合安罗替尼（anlotinib）
- 中国研究（ChiCTR 注册研究 ChiCTR1900022003）：Ⅱ期、单臂、开放标签临床研究，计划入组 20 例患者。主要观察安罗替尼联合信迪利单抗在晚期经过标准一线 GP 方案进展或不能耐受的晚期胆道肿瘤患者中的疗效和安全性。共入组 17 例患者其中 15 例可评估疗效反应。中位随访时间为 8.76 个月，未达到主要终点 OS，mPFS 为 6.50 个月。ORR 为 40%，DCR 为 86.67%。AE 的发生率为 70.60%，最常见的 1~2 级 AE 为高血压（70.60%）、腹泻（17.65%）和甲状腺功能减退（17.65%）[127]。

2.1.5 阿维鲁单抗（avelumab）联合瑞戈非尼（regorafenib）
- REGOMUNE 研究（ClinicalTrials 注册研究 NCT03475953）：Ⅱ期、单臂、多中心临床研究，计划入组 482 例患者。评估瑞戈非尼联合阿维鲁单抗用于晚期消化系统实体瘤患者的疗效研究。目前在 4 个中心共入组 34 例胆道肿瘤患者，接受瑞戈非尼（4 周为 1 个疗程，其中 3 周每日接受 160mg）联合阿维鲁单抗（10mg/kg，每两周 1 次）。在 29 例可评估疗效的患者中，

4例（13.8%）达到PR，11例（37.9%）达到SD，mPFS和mOS分别为2.5个月和11.9个月。最常见的3级或4级AE是高血压（17.6%）、疲劳（14.7%）和斑丘疹（11.8%）[128]。

2.2 免疫检查点抑制剂联合其他靶点抑制剂治疗方案

2.2.1 帕博利珠单抗（pembrolizumab）联合雷莫西尤单抗（ramucirumab）

- ClinicalTrials注册研究NCT02443324：帕博利珠单抗（Pembrolizumab）联合雷莫西尤单抗（Ramucirumab，VEGFR-2单抗）治疗局部晚期、不可切除或转移性胃或胃食管交界处腺癌、非小细胞肺癌、尿路上皮细胞癌和胆管癌的Ⅰ期、开放性、国际多中心篮子试验，实际入组155例。研究纳入胆管癌26例，仅1例（4%）达到PR，无CR。DCR为38.5%，mPFS为1.6个月、mOS为6.4个月[129]。

2.2.2 阿替利珠单抗（atezolizumab）单药方案与联合考比替尼（cobimetinib，MEK抑制剂）

- ClinicalTrials注册研究NCT03201458：Ⅱ期、随机、开放性、国际多中心临床研究，计划入组76例。对既往接受过一线/二线治疗失败的胆管癌，评估阿替利珠单抗单药方案与联合考比替尼疗效对比。共77例入组，联合治疗组mPFS优于单药治疗组（3.65个月 vs. 1.87个月）。联合治疗组PR3.3%、单药治疗组PR2.8%。虽然联合考比替尼有助于免疫检查点抑制剂PFS治疗获益，但两组均呈现出极低的治疗响应率[130]。

3. 免疫检查点抑制剂联合靶向药物及化疗方案

3.1 特瑞普利单抗（toripalimab）+仑伐替尼（lenvatinib），联合吉西他滨+奥沙利铂化疗（GEMOX方案）

- 复旦大学附属中山医院研究（ClinicalTrials 注册研究 NCT03951597）：Ⅱ期、单中心临床试验，30 例局部晚期或转移性肝内胆管癌患者，采用特瑞普利单抗+仑伐替尼+GEMOX 方案作为一线治疗方案。主要研究终点为 ORR，次要终点包括安全性、PFS 和 OS。根据 RECIST v1.1 标准评价的 ORR 为 80%（24/30），DCR 为 93.3%（28/30）。中位随访时间为 16.6 个月。mPFS 为 10.0 个月，mDOR 为 9.8 个月，尚未达到 mOS。12 个月 OS 率为 73.3%。未观察到 5 级 AE，观察到 3 级或 4 级 AE 中性粒细胞减少（3 例，10%）和黄疸（3 例，10%）AE[131]。

3.2 信迪利单抗（sintilimab）+安罗替尼（anlotinib），联合吉西他滨+顺铂化疗（GC 方案）

- 中国研究（SAGC 研究，ClinicalTrials 注册研究 NCT04300959）：Ⅱ期、双臂、开放标签临床研究，计划入组 80 例患者。探索安罗替尼联合信迪利单抗和 GC 方案对比单纯 GC 方案在一线治疗胆道肿瘤患者中的疗效和安全性。48 例患者随机接受信迪利单抗+安罗替尼+GC 方案（26 例）或 GC 方案（22 例）。信迪利单抗+安罗替尼+GC 方案组的 ORR 为 37.5%，GC 方案化疗组 ORR 为 26.7%。信迪利单抗+安罗替尼+GC 方案组 1 年 OS 率为 52.5%，GC 方案化疗组为 36.3%（$P=0.437$）。与 GC 化疗方案相比，信迪利单抗+安罗替尼+GC 方案显著改善 PFS（6.4 个月 vs. 5 个月；$P=0.014$）。信迪利单抗+安罗替尼+GC 和 GC 方案治疗组 3 级和 4 级 AE 发生比例分别为 69.2% 和 38.7%[132]。

3.3 奥沙利铂、氟尿嘧啶和贝伐珠单抗（bevacizumab）联合特瑞普利单抗（toripalimab）

- 中国研究（ClinicalTrials 注册研究 NCT04217954）：Ⅱ期、单臂、开放标签临床研究，计划入组 32 例。探索肝动脉灌注化疗法注射奥沙利铂、氟尿嘧啶和贝伐珠单抗和静脉注射特瑞普利单抗一线治疗胆管癌患者的疗效和安全性研究。32例患者接受该疗法后ORR为81.3%，DCR为96.9%。6个月PFS和OS分别为78.5%和89.9%，最常见的3级或4级AE是肝损害（18.8%）[133]。

3.4 替雷利珠单抗（tislelizumab）联合仑伐替尼（lenvatinib）和吉西他滨+奥沙利铂（GEMOX方案）

- 中国研究（ClinicalTrials注册研究NCT05036798）：Ⅱ期、单臂、开放标签临床研究，计划入组30例。探索替雷利珠单抗联合仑伐替尼和GEMOX方案转化治疗潜在可切除的局部晚期胆道肿瘤患者中的疗效和安全性。入组25例患者，其中13例（52%）完成了R0切除，1例患者达到pCR，ORR和DCR分别为56%和92%。常见的3级AE包括中性粒细胞减少（3例，12%），血小板减少（3例，12%），腹泻（2例，8%）和高血压（2例，8%）[134]。

4. 双免疫检查点抑制剂联合方案

纳武利尤单抗（Nivolumab）联合伊匹木单抗（Ipilimumab）

- CA209-538试验（ClinicalTrials注册研究NCT02923934）：Ⅱ期、单臂、开放性临床试验，评估纳武利尤单抗联合伊匹木单抗（细胞毒性T细胞抗原-4抑制剂）双免疫检查点抑制剂方案，治疗罕见上消化道恶性肿瘤（含肝内/肝外胆管癌、胆囊癌和十二指肠癌）及神经内分泌肿瘤和妇科恶性肿瘤的有效性和安全性。实际入组120例，包括39例进展期胆道恶性肿瘤（84.6%为一线治疗失败）。总体ORR为23%、PR为23%、SD为21%、DCR为44%，mPFS为2.9个月、mOS为5.7个月。3/4级AE率15%[135]。

附录五 晚期胆道恶性肿瘤靶向治疗Ⅰ~Ⅲ期临床试验

基因/ 信号通路	临床研究 注册号	研究 阶段	研究设计 （胆道肿瘤 类型）	A 队列	B 队列	药物方案	主要研究 参数	预期 入组 数量/例
FGFR	NCT03656536	Ⅲ	一线治疗 （CCA）	佩米替尼	GC 方案 化疗	佩米替尼： FGFR1/FGFR2/ FGFR3 抑制剂	无进展 生存期	432
	NCT04093362	Ⅲ	一线治疗 （CCA）	TAS-120 （futibatinib）	GC 方案 化疗	futibatinib： FGFR1/FGFR2/ FGFR3/FGFR4 抑制剂	无进展 生存期	216
	NCT03773302	Ⅲ	一线治疗 （CCA）	BGJ398 （infigratinib）	GC 方案 化疗	infigratinib： FGFR1/FGFR2/ FGFR3 抑制剂	无进展 生存期	384
	NCT04256980	Ⅱ	二线或 后续治疗 （CCA）	佩米替尼	—	佩米替尼： FGFR1/FGFR2/ FGFR3 抑制剂	疾病客观 缓解率	36

续表

基因/ 信号通路	临床研究 注册号	研究 阶段	研究设计 （胆道肿瘤 类型）	A 队列	B 队列	药物方案	主要研究 参数	预期 入组 数量/例
FGFR	NCT04233567	Ⅱ	二线或后续治疗（CCA）	infigratinib	—	infigratinib：FGFR1/FGFR2/FGFR3 抑制剂	疾病客观缓解率	50
	NCT02052778	Ⅰ/Ⅱ	二线或后续治疗（iCCA）	TAS-120（futibatinib）	—	futibatinib：FGFR1/FGFR2/FGFR3/FGFR4 抑制剂	疾病客观缓解率	386
	NCT02699606	Ⅱ	二线或后续治疗（CCA）	JNJ-42756493（erdafitinib）	—	erdafitinib：FGFR1/FGFR2/FGFR3/FGFR4 抑制剂	疾病客观缓解率	35
	NCT03230318	Ⅱ	二线或后续治疗（iCCA）	derazantinib	—	derazantinib：FGFR1/FGFR2/FGFR3 抑制剂	疾病客观缓解率 3 个月无进展生存期	143

续表

基因/信号通路	临床研究注册号	研究阶段	研究设计（胆道肿瘤类型）	A队列	B队列	药物方案	主要研究参数	预期入组数量/例
FGFR	NCT04353375	Ⅱ	二线或后续治疗（iCCA）	HMPL-453	—	HMPL-453：FGFR1/FGFR2/FGFR3抑制剂	疾病客观缓解率	29
	NCT04526106	Ⅰ/Ⅱ	二线或后续治疗（iCCA）	RLY-4008	—	RLY-4008：FGFR2抑制剂	最大耐受剂量；Ⅱ期推荐剂量	125
	NCT05565794	Ⅱ	一线治疗（iCCA）	佩米替尼	—	佩米替尼：FGFR1/FGFR2/FGFR3抑制剂	疾病客观缓解率	20
	NCT04238715	Ⅱ	二线或后续治疗（iCCA, pCCA）	E7090	—	E7090：FGFR1/FGFR2/FGFR3抑制剂	疾病客观缓解率	60

续表

基因/信号通路	临床研究注册号	研究阶段	研究设计（胆道肿瘤类型）	A队列	B队列	药物方案	主要研究参数	预期入组数量/例
FGFR	NCT05514912	Ⅱ	新辅助治疗（iCCA）	infigratinib+吉西他滨+顺铂+白蛋白紫杉醇	—	Infigratinib：FGFR1/FGFR2/FGFR3抑制剂	毒性，耐受性	40
	NCT04565275	Ⅰ/Ⅱ	二线或后续治疗（CCA）	ICP-192	—	ICP-192：FGFR1/FGFR2/FGFR3/FGFR4抑制剂	疾病客观缓解率最大耐受剂量最佳生物剂量Ⅱ期推荐剂量	45

续表

基因/信号通路	临床研究注册号	研究阶段	研究设计（胆道肿瘤类型）	A队列	B队列	药物方案	主要研究参数	预期入组数量/例
FGFR	NCT04919642	II	二线或后续治疗（CCA）	TT-00420	—	TT-00420：Auror蛋白激酶1/2抑制剂、FGFR1/FGFR2/FGFR3抑制剂、JAK抑制剂、CSF1抑制剂、VEGFR抑制剂	疾病客观缓解率	80
FGFR, IDH1	NCT04088188	I	二线或后续治疗（CCA）	佩米替尼+GC方案化疗	艾伏尼布+GC方案化疗	佩米替尼：FGFR1/FGFR2/FGFR3抑制剂；艾伏尼布：IDH1抑制剂	耐受性	40

续表

基因/信号通路	临床研究注册号	研究阶段	研究设计（胆道肿瘤类型）	A队列	B队列	药物方案	主要研究参数	预期入组数量/例
IDH1	NCT03684811	Ⅰ/Ⅱ	二线或后续治疗（CCA）	FT 2102	—	FT 2102：IDH1/IDH2 抑制剂	最大耐受剂量；Ⅱ期推荐剂量，疾病客观缓解率	200
	NCT02746081	Ⅰ	二线或后续治疗（iCCA）	BAY1436032	—	BAY1436032：IDH1 抑制剂	安全性；最大耐受剂量；Ⅱ期推荐剂量	81
	NCT03991832	Ⅱ	一线或二线治疗（CCA）	奥拉帕利	度伐利尤单抗	奥拉帕利：PAPR1/PAPR2/PAPR3 抑制剂；度伐利尤单抗：PD-L1 抑制剂	疾病客观缓解率疾病控制率	78

续表

基因/信号通路	临床研究注册号	研究阶段	研究设计（胆道肿瘤类型）	A队列	B队列	药物方案	主要研究参数	预期入组数量/例
IDH1	NCT03212274	Ⅱ	二线或后续治疗（CCA）	奥拉帕利	—	奥拉帕利：PAPR1/PAPR2/PAPR3抑制剂	疾病客观缓解率	145
	NCT03878095	Ⅱ	二线或后续治疗（CCA）	ceralasertib+奥拉帕利	—	ceralasertib：PI3K3抑制剂、ATR抑制剂；奥拉帕利：PAPR1/PAPR2/PAPR3抑制剂	疾病客观缓解率	50
BAP1, DDR通路	NCT03207347	Ⅱ	二线或后续治疗（CCA）	尼拉帕利	—	尼拉帕利：PAPR1/PAPR2抑制剂	疾病客观缓解率	47

续表

基因/信号通路	临床研究注册号	研究阶段	研究设计（胆道肿瘤类型）	A队列	B队列	药物方案	主要研究参数	预期入组数量/例
BAP1, DDR通路	NCT04298021	II	二线或后续治疗（AVC, iCCA, eCCA, GBC）	AZD6738+度伐利尤单抗	AZD6738+奥拉帕利	AZD6738：ATR抑制剂；度伐利尤单抗：PD-L1抑制剂；奥拉帕利：PAPR抑制剂	疾病控制率	74
	NCT05222971	II	维持治疗（iCCA, eCCA, GBC）	度伐利尤单抗+奥拉帕利	—	度伐利尤单抗：PD-L1抑制剂；奥拉帕利：PAPR抑制剂	6个月无进展生存期	62
EGFR, HER2, HER4	NCT02992340	I/II	一线治疗（AVC, iCCA, eCCA, GBC）	varlitinib+吉西他滨+顺铂	—	varlitinib：EGFR抑制剂、HER2抑制剂、HER4抑制剂	最大耐受剂量，无进展生存期	204

续表

基因/信号通路	临床研究注册号	研究阶段	研究设计（胆道肿瘤类型）	A队列	B队列	药物方案	主要研究参数	预期入组数量/例
EGFR, HER2, HER4	NCT04838964	II	二线或后续治疗（BTC）	MRG003	—	MRG003：EGFR抑制剂	疾病客观缓解率	80
	NCT05417230	II	一线治疗（AVC, iCCA, eCCA, GBC）	RC48-ADC+恩沃利单抗	—	RC48-ADC：HER2抗体；恩沃利单抗：PD-L1抑制剂	疾病客观缓解率	29
EGFR	NCT04722133	II	一线治疗（AVC, iCCA, eCCA, GBC）	曲妥珠单抗+5-氟尿嘧啶+亚叶酸钙+奥沙利铂	—	曲妥珠单抗：HER2抑制剂	疾病客观缓解率	34

续表

基因/信号通路	临床研究注册号	研究阶段	研究设计（胆道肿瘤类型）	A队列	B队列	药物方案	主要研究参数	预期入组数量/例
EGFR	NCT02451553	Ⅰ	一线或二线治疗（BTC）	阿法替尼+卡培他滨	—	阿法替尼：EGFR抑制剂、HER2/HER4抑制剂	安全性，最大耐受剂量，Ⅱ期推荐剂量	48
	NCT04482309	Ⅱ	二线或后续治疗（BTC）	Trastuzumab deruxtecan（T-DXd）	—	Trastuzumab deruxtecan：HER2抑制剂、人拓扑异构酶1抑制剂	疾病客观缓解率	280
	NCT04329429	Ⅱ	二线或后续治疗（AVC, iCCA, eCCA, GBC）	维迪西妥单抗	—	维迪西妥单抗：抗体-药物复合物、HER2抗体	疾病客观缓解率	57

续表

基因/信号通路	临床研究注册号	研究阶段	研究设计（胆道肿瘤类型）	A队列	B队列	药物方案	主要研究参数	预期入组数量/例
EGFR	NCT04837508	Ⅱ	二线或后续治疗（BTC）	MRG002	—	MRG002：HER2抑制剂	疾病客观缓解率	86
	NCT04466891	Ⅱ	二线或后续治疗（iCCA, eCCA, GBC）	zanidatamab（ZW25）	—	zanidatamab：HER2抗体	疾病客观缓解率	100
	NCT04571710	Ⅱ	二线或后续治疗（BTC）	吡咯替尼	—	吡咯替尼：EGFR抑制剂、HER2抑制剂	疾病客观缓解率	70
	NCT04183712	Ⅱ	术后辅助治疗（GBC）	GMOX方案化疗	阿法替尼	阿法替尼：EGFR抑制剂、HER2/HER4抑制剂	3年无病生存率	54

续表

基因/信号通路	临床研究注册号	研究阶段	研究设计（胆道肿瘤类型）	A队列	B队列	药物方案	主要研究参数	预期入组数量/例
*DNA*损伤修复	NCT04042831	II	二线或后续治疗（BTC）	奥拉帕利	—	奥拉帕利：PAPR1/PAPR2/PAPR3抑制剂	疾病客观缓解率	36
mTOR	NCT02631590	II	一线治疗（CCA，GBC）	copanlisib+GC方案化疗	—	copanlisib：PI3K抑制剂	无进展生存期	24
PARP+PD-1	NCT03639935	II	二线或后续治疗（BTC）	rucaparib+纳武利尤单抗	—	rucaparib：PARP抑制剂；纳武利尤单抗：PD1抑制剂	4个月无进展生存期	35
MEK	NCT02151084	II	一线治疗（CCA，GBC）	selumetinib+GC方案化疗	吉西他滨+顺铂	selumetinib：MEK1/MEK2抑制剂	疾病客观缓解率	57

续表

基因/信号通路	临床研究注册号	研究阶段	研究设计（胆道肿瘤类型）	A队列	B队列	药物方案	主要研究参数	预期入组数量/例
KRAS	NCT04566133	II	二线或后续治疗（AVC, iCCA, eCCA, GBC）	曲美替尼+羟氯喹	—	曲美替尼：MEK1/MEK2抑制剂；羟氯喹：自噬抑制剂	5个月无进展生存期	30
NTRK, ROS1, 或ALK	NCT02568267	II	一线或后续治疗（CCA）	恩曲替尼	—	恩曲替尼：NTRK1/NTRK2/NTRK3抑制剂、ROS1抑制剂、ALK抑制剂	疾病客观缓解率	700
VEGFR	NCT04156958	II	二线治疗（BTC）	呋喹替尼	—	呋喹替尼：VEGFR1/VEGFR2/VEGFR3抑制剂	无进展生存期	33

注：汇总数据截至2022年12月1日。
"—"代表无。
数据来源：美国临床试验注册数据库（ClinicalTrials.gov）。

附录六 胆道恶性肿瘤相关Ⅰ~Ⅲ期免疫治疗临床研究项目

临床研究注册号	研究阶段	研究设计（胆道肿瘤类型）	A队列	B队列	药物方案	主要结果	预期入组数量/例
NCT04506281	Ⅱ	新辅助治疗（iCCA）	特瑞普利单抗+仑伐替尼+GEMOX方案化疗	无干预措施	特瑞普利单抗：PD-1抗体；仑伐替尼：泛靶点、血管生成抑制剂	研究无事件生存期	128
NCT05156788	Ⅱ	新辅助治疗（iCCA、eCCA、GBC）	替雷利珠单抗+仑伐替尼+GEMOX方案化疗	—	替雷利珠单抗：PD-1抗体；仑伐替尼：泛靶点、血管生成抑制剂	肿瘤根治性切除率	40
NCT05640791	Ⅱ	新辅助治疗（iCCA、eCCA、GBC）	顺铂+吉西他滨+白蛋白紫杉醇+度伐利尤单抗	—	度伐利尤单抗：PD-L1抑制剂	所有治疗的完成率，不良事件	40

续表

临床研究注册号	研究阶段	研究设计（胆道肿瘤类型）	A队列	B队列	药物方案	主要结果	预期入组数量/例
NCT04308174	Ⅱ	新辅助治疗（iCCA, eCCA, GBC）	度伐利尤单抗+GC	GC方案化疗	度伐利尤单抗：PD-L1抑制剂	肿瘤根治性切除率	45
NCT05451290	Ⅱ	新辅助和辅助治疗（iCCA, eCCA, GBC）	卡瑞利珠单抗+阿帕替尼+吉西他滨+奥沙利铂+替加氟	—	卡瑞利珠单抗：PD-1抗体；阿帕替尼：抗血管生成酪氨酸激酶抑制剂	肿瘤根治性切除率	30
NCT04669496	Ⅱ/Ⅲ	新辅助和辅助治疗（iCCA）	替雷利珠单抗+仑伐替尼+GMOX方案化疗	无干预措施	替雷利珠单抗：PD-1抗体；仑伐替尼：泛靶点、血管生成抑制剂	研究无事件生存期	178

续表

临床研究注册号	研究阶段	研究设计（胆道肿瘤类型）	A队列	B队列	药物方案	主要结果	预期入组数量/例
NCT05430698	Ⅱ	辅助治疗（pCCA）	PD-1抗体+GEMOX方案化疗	—	PD-1抗体	12个月中位无复发生存率	62
NCT04295317	Ⅱ	辅助治疗（iCCA）	卡瑞利珠单抗+卡培他滨	—	卡瑞利珠单抗：PD-1抗体	中位无复发生存率（24个月）	65
NCT05207735	Ⅱ	辅助治疗（eCCA）	信迪利单抗+卡培他滨	—	信迪利单抗：PD-1抗体	2年中位无复发生存率	73
NCT04333927	Ⅱ	辅助治疗（eCCA, GBC）	卡瑞利珠单抗+卡培他滨+放疗	临床观察	卡瑞利珠单抗：PD-1抗体	总生存期	92

续表

临床研究注册号	研究阶段	研究设计（胆道肿瘤类型）	A队列	B队列	药物方案	主要结果	预期入组数量/例
NCT05254847	II	辅助治疗（iCCA, eCCA, GBC）	卡培他滨+仑伐替尼+替雷利珠单抗	—	替雷利珠单抗：PD-1抗体；仑伐替尼：泛靶点、血管生成抑制剂	1年无病生存率	75
NCT05239169	II	辅助治疗（iCCA, eCCA, GBC）	度伐利尤单抗+曲美木单抗+卡培他滨	度伐利尤单抗+曲美木单抗	度伐利尤单抗：PD-L1抑制剂；曲美木单抗：CTLA-4抗体	1年中位无复发生存率	40
NCT05036798	II	转化治疗（iCCA, eCCA, GBC）	替雷利珠单抗	—	替雷利珠单抗：PD-1抗体	肿瘤根治性切除率	30

续表

临床研究注册号	研究阶段	研究设计（胆道肿瘤类型）	A队列	B队列	药物方案	主要结果	预期入组数量/例
NCT05620498	II	转化治疗（iCCA, GBC）	替雷利珠单抗+仑伐替尼+吉西他滨+奥沙利铂方案化疗	替雷利珠单抗+GMOX方案化疗	替雷利珠单抗：PD-1抗体；仑伐替尼：泛靶点、血管生成抑制剂	疾病客观缓解率	60
NCT04066491	II/III	一线治疗（iCCA, eCCA, GBC）	Bintrafusp alfa（M7824）+GC方案化疗	安慰剂+GC方案化疗	Bintrafusp alfa：新一代PD-L1和TGF-β双功能融合蛋白	剂量限制毒性；总生存期	512
NCT03875235（TOPAZ-1）	III	一线治疗（iCCA, eCCA, GBC）	度伐利尤单抗+GC方案化疗	安慰剂+GC方案化疗	度伐利尤单抗：PD-L1抑制剂	总生存期	757

续表

临床研究注册号	研究阶段	研究设计（胆道肿瘤类型）	A 队列	B 队列	药物方案	主要结果	预期入组数量/例
NCT03260712	II	一线治疗（iCCA, eCCA, GBC）	帕博利珠单抗+GC 方案化疗	—	帕博利珠单抗：PD-1 抗体	6 个月无进展生存期	50
NCT04300959	II	一线治疗（iCCA, eCCA, GBC）	安罗替尼+信迪利单抗+GC 方案化疗	GC 方案化疗	安罗替尼：PDGFR、FGFR、VEGFR 和 c-KIT 酪氨酸激酶抑制剂；信迪利单抗：PD-1 抗体	12 个月总生存率	80
NCT03046862	II	一线治疗（AVC, iCCA, eCCA, GBC）	度伐利尤单抗+曲美木单抗+GC 方案化疗	—	度伐利尤单抗：PD-L1 抑制剂；曲美木单抗：抗 CTLA-4 制剂	疾病客观缓解率	31

续表

临床研究注册号	研究阶段	研究设计（胆道肿瘤类型）	A 队列	B 队列	药物方案	主要结果	预期入组数量/例
NCT03796429	II	一线治疗（iCCA, eCCA, GBC）	特瑞普利单抗+替吉奥+吉西他滨	—	特瑞普利单抗：PD-1 抗体	无进展生存期；总生存期	40
NCT04172402	II	一线治疗（AVC, iCCA, eCCA, GBC）	纳武利尤单抗+TS1+吉西他滨	—	纳武利尤单抗：PD-1 抗体	疾病客观缓解率	48
NCT04027764	II	一线治疗（iCCA, eCCA, GBC）	特瑞普利单抗+S1+白蛋白紫杉醇	—	特瑞普利单抗：PD-1 抗体	疾病客观缓解率	30

续表

临床研究注册号	研究阶段	研究设计（胆道肿瘤类型）	A队列	B队列	药物方案	主要结果	预期入组数量/例
NCT05400902	Ⅱ	一线治疗（iCCA）	肝动脉灌注化疗+替雷利珠单抗+阿帕替尼	—	替雷利珠单抗：PD-1抗体；阿帕替尼：抗血管生成酪氨酸激酶抑制剂	疾病客观缓解率	17
NCT03478488	Ⅲ	一线治疗（iCCA，eCCA，GBC）	恩沃利单抗+GEMOX方案化疗	GEMOX方案化疗	恩沃利单抗：PD-L1抑制剂	总生存期	390
NCT04361331	Ⅱ	一线治疗（iCCA）	特瑞普利单抗+仑伐替尼	仑伐替尼+GEMOX方案化疗	特瑞普利单抗：PD-1抗体；仑伐替尼：泛靶点、血管生成抑制剂	疾病客观缓解率	60

续表

临床研究注册号	研究阶段	研究设计（胆道肿瘤类型）	A 队列	B 队列	药物方案	主要结果	预期入组数量/例
NCT04989218	I/II	一线治疗（iCCA）	GC 方案化疗+度伐利尤单抗+曲美木单抗	—	度伐利尤单抗：PD-L1 抑制剂；曲美木单抗：CTLA-4 抗体	疾病客观缓解率	20
NCT05251662	II	一线治疗（iCCA）	信迪利单抗+IBI305+GEMOX 方案化疗	信迪利单抗+GEMOX 方案化疗	信迪利单抗：PD-1 抗体；IBI305：重组抗 VEGF 人源化单克隆抗体	疾病客观缓解率	90
NCT04677504	II	一线治疗（iCCA，eCCA，GBC）	阿替利珠单抗+贝伐珠单抗+GC 方案化疗	—	阿替利珠单抗：PD-L1 抑制剂；贝伐珠单抗：VEGF 抑制剂	无进展生存期	162

续表

临床研究注册号	研究阶段	研究设计（胆道肿瘤类型）	A 队列	B 队列	药物方案	主要结果	预期入组数量/例
NCT04191343	II	一线治疗（iCCA, eCCA, GBC）	特瑞普利单抗+GEMOX 方案化疗	—	特瑞普利单抗：PD-1 抗体	疾病客观缓解率	20
NCT04413734	II	一线治疗（iCCA）	特瑞普利单抗+GC 方案化疗	GC 方案化疗	特瑞普利单抗：PD-1 抗体	无进展生存期	120
NCT03951597	II	一线治疗（iCCA）	特瑞普利单抗+仑伐替尼+GEMOX 方案化疗	—	特瑞普利单抗：PD-1 抗体；仑伐替尼：泛靶点、血管生成抑制剂	疾病客观缓解率	30

续表

临床研究注册号	研究阶段	研究设计（胆道肿瘤类型）	A 队列	B 队列	药物方案	主要结果	预期入组数量/例
NCT05236699	II	一线治疗（iCCA）	卡瑞利珠单抗+索凡替尼+肝动脉灌注栓塞化疗	—	卡瑞利珠单抗：PD-1 抗体；索凡替尼：抗血管生成和免疫调节双重活性酪氨酸激酶抑制剂	疾病客观缓解率	18
NCT04961788	II	一线治疗（iCCA）	特瑞普利单抗+GEMOX 方案化疗	—	特瑞普利单抗：PD-1 抗体	疾病客观缓解率	30
NCT05291052	II	一线治疗（iCCA, eCCA, GBC）	替雷利珠单抗+仑伐替尼+奥沙利铂+卡培他滨	—	替雷利珠单抗：PD-1 抗体；仑伐替尼：泛靶点、血管生成抑制剂	疾病客观缓解率；不良事件	20

续表

临床研究注册号	研究阶段	研究设计（胆道肿瘤类型）	A 队列	B 队列	药物方案	主要结果	预期入组数量/例
NCT05487443	Ⅱ	一线治疗（iCCA, eCCA, GBC）	吉西他滨 + 免疫检查点抑制剂	—	免疫检查点抑制剂	无进展生存期	50
NCT04941287	Ⅱ	一线治疗（iCCA, eCCA, GBC）	阿替利珠单抗 +CDX-1127（varlilumab）+ 考比替尼	—	阿替利珠单抗：PD-L1 抑制剂；CDX-1127（varlilumab）：CD27 抗体；考比替尼：MEK1 抑制剂	疾病客观缓解率；无进展生存期	64
NCT04984980	Ⅱ	一线治疗（iCCA, eCCA, GBC）	吉西他滨 + 奥沙利铂 + 信迪利单抗 + 贝伐珠单抗	—	信迪利单抗：PD-1 抗体；贝伐珠单抗：VEGF 抑制剂	转化率	32

续表

临床研究注册号	研究阶段	研究设计（胆道肿瘤类型）	A队列	B队列	药物方案	主要结果	预期入组数量/例
NCT04979663	Ⅰ/Ⅱ	一线治疗（iCCA, eCCA, GBC）	吉西他滨+奥沙利铂+多纳非尼+替雷利珠单抗	—	替雷利珠单抗：PD-1抗体 多纳非尼：泛靶点、多激酶抑制剂	安全性	10
NCT05509478	Ⅱ	一线治疗（iCCA, eCCA, GBC）	PD-1抗体+仑伐替尼	—	仑伐替尼：泛靶点、血管生成抑制剂	疾病客观缓解率	46
NCT04720131	Ⅱ	一线治疗（iCCA, eCCA, GBC）	卡瑞利珠单抗+阿帕替尼+卡培他滨	—	卡瑞利珠单抗：PD-1抗体 阿帕替尼：抗血管生成酪氨酸激酶抑制剂	疾病客观缓解率	39

续表

临床研究注册号	研究阶段	研究设计（胆道肿瘤类型）	A 队列	B 队列	药物方案	主要结果	预期入组数量/例
NCT03898895	II	一线治疗（iCCA, eCCA, GBC）	卡瑞利珠单抗 + 放疗	—	卡瑞利珠单抗：PD-1 抗体	无进展生存期	36
NCT04217954	II	一线治疗（iCCA, eCCA, GBC）	奥沙利铂 + 氟尿嘧啶 + 贝伐珠单抗 + 特瑞普利单抗	—	特瑞普利单抗：PD-1 抗体 贝伐珠单抗：VEGF 抑制剂	无进展生存期；疾病客观缓解率	32
NCT04954781	II	一线治疗（iCCA）	肝动脉灌注栓塞化疗 + 替雷利珠单抗	—	替雷利珠单抗：PD-1 抗体	疾病客观缓解率	25

续表

临床研究注册号	研究阶段	研究设计（胆道肿瘤类型）	A队列	B队列	药物方案	主要结果	预期入组数量/例
NCT05010668	Ⅱ	一线治疗（iCCA）	低温消融术+信迪利单抗+仑伐替尼	—	信迪利单抗：PD-1抗体 仑伐替尼：泛靶点、血管生成抑制剂	疾病客观缓解率	25
NCT05448183	Ⅱ	一线治疗（eCCA）	特瑞普利单抗+GMOX方案化疗	—	特瑞普利单抗：PD-1抗体	无进展生存期	45
NCT04299581	Ⅱ	一线治疗（iCCA）	卡瑞利珠单抗+低温消融术	—	卡瑞利珠单抗：PD-1抗体	疾病客观缓解率	25
NCT04003636（KEYNOTE-966）	Ⅲ	一线治疗（iCCA, eCCA, GBC）	帕博利珠单抗+GC方案化疗	安慰剂+GC方案化疗	帕博利珠单抗：PD-1抗体	无进展生存期；总生存期	788

续表

临床研究注册号	研究阶段	研究设计（胆道肿瘤类型）	A 队列	B 队列	药物方案	主要结果	预期入组数量/例
NCT04924062	III	一线治疗（iCCA, eCCA, GBC）	帕博利珠单抗+GC 方案化疗	安慰剂+GC 方案化疗	帕博利珠单抗：PD-1 抗体	总生存期	160
NCT05348811	II	一线治疗（iCCA）	肝动脉灌注化疗+信迪利单抗+多纳非尼	—	信迪利单抗：PD-1 抗体 多纳非尼：泛靶点、多激酶抑制剂	疾病客观缓解率	32
NCT05342194	II	一线治疗（iCCA）	特瑞普利单抗+仑伐替尼+奥沙利铂+吉西他滨+顺铂	特瑞普利单抗+安慰剂+奥沙利铂+吉西他滨+顺铂	特瑞普利单抗：PD-1 抗体 仑伐替尼：泛靶点、血管生成抑制剂	总生存期	480

续表

临床研究注册号	研究阶段	研究设计（胆道肿瘤类型）	A队列	B队列	药物方案	主要结果	预期入组数量/例
NCT03201458	II	一线治疗（iCCA, eCCA, GBC）	阿替利珠单抗	阿替利珠单抗+考比替尼	阿替利珠单抗：PD-L1抑制剂 考比替尼：MEK1抑制剂	无进展生存期	76
NCT03473574	II	一线治疗（iCCA, eCCA, GBC）	度伐利尤单抗+曲美木单抗+吉西他滨	度伐利尤单抗+曲美木单抗+顺铂+吉西他滨方案化疗	度伐利尤单抗：PD-L1抑制剂；曲美木单抗：CTLA-4抗体	疾病客观缓解率	128
NCT03937895	I/IIa	一线或后续治疗（iCCA, eCCA, GBC）	帕博利珠单抗+SMT-NK	—	帕博利珠单抗：PD-1抗体 SMT-NK：同种异体自然杀伤细胞	剂量限制毒性；疾病客观缓解率	40

续表

临床研究注册号	研究阶段	研究设计（胆道肿瘤类型）	A队列	B队列	药物方案	主要结果	预期入组数量/例
NCT03639935	II	铂类一线化疗后的维持治疗（iCCA, eCCA, GBC）	纳武利尤单抗+rucaparib	—	纳武利尤单抗：PD-1抗体 rucaparib：PARP抑制剂	4个月时存活且评估无放射或临床进展的患者比例	35
NCT03785873	I b/II	二线治疗（iCCA, eCCA, GBC）	纳武利尤单抗+氟尿嘧啶+NalIri	—	纳武利尤单抗：PD-1抗体	剂量限制毒性；无进展生存期	40

续表

临床研究注册号	研究阶段	研究设计（胆道肿瘤类型）	A 队列	B 队列	药物方案	主要结果	预期入组数量/例
NCT04298021	II	二线治疗（AVC, iCCA, eCCA, GBC）	ceralasertib（AZD6738）+度伐利尤单抗	ceralasertib+奥拉帕利	ceralasertib：PI3K3 抑制剂，ATR 抑制剂；度伐利尤单抗：PD-L1 抑制剂；奥拉帕利：PARP 抑制剂	疾病控制率	74
NCT03110328	II	二线治疗（iCCA, eCCA）	帕博利珠单抗	—	帕博利珠单抗：PD-1 抗体	无进展生存期；总生存期最佳总响应率	33

续表

临床研究注册号	研究阶段	研究设计（胆道肿瘤类型）	A 队列	B 队列	药物方案	主要结果	预期入组数量/例
NCT04211168	II	二线治疗（iCCA, eCCA, GBC）	特瑞普利单抗+仑伐替尼	—	特瑞普利单抗：PD-1 抗体 仑伐替尼：泛靶点、血管生成抑制剂	疾病客观缓解率；不良事件	44
NCT03797326	II	二线治疗（AVC, iCCA, eCCA, GBC）	帕博利珠单抗+仑伐替尼	—	帕博利珠单抗：PD-1 抗体 仑伐替尼：泛靶点、血管生成抑制剂	疾病客观缓解率；不良事件	600
NCT04010071	II	二线治疗（AVC, iCCA, eCCA, GBC）	特瑞普利单抗+阿昔替尼	—	特瑞普利单抗：PD-1 抗体 阿昔替尼：酪氨酸激酶抑制剂	疾病客观缓解率；无进展生存期	60

续表

临床研究注册号	研究阶段	研究设计（胆道肿瘤类型）	A队列	B队列	药物方案	主要结果	预期入组数量/例
NCT03704480（IMMUNO-BIL）	II	二线治疗（iCCA, eCCA, GBC）	度伐利尤单抗+曲美木单抗	度伐利尤单抗+曲美木单抗+紫杉醇	度伐利尤单抗：PD-L1抑制剂 曲美木单抗：CTLA-4抗体	无进展生存期	102
NCT03999658	II	二线或后续治疗（AVC, iCCA, eCCA, GBC）	STI-3031	—	STI-3031：PD-L1抑制剂	疾病客观缓解率	220
NCT04454905	II	二线或后续治疗（iCCA）	卡瑞利珠单抗+阿帕替尼	—	卡瑞利珠单抗：PD-1抗体 阿帕替尼：抗血管生成酪氨酸激酶抑制剂	无进展生存期	50

续表

临床研究注册号	研究阶段	研究设计（胆道肿瘤类型）	A 队列	B 队列	药物方案	主要结果	预期入组数量/例
NCT04634058	II	二线或后续治疗（iCCA）	SHR-1316+IBI310	—	SHR-1316：PD-L1 抑制剂；IBI310：CTLA-4 抗体	疾病客观缓解率	40
NCT03475953	I/II	二线或后续治疗（AVC, iCCA, eCCA, GBC）	阿维鲁单抗＋瑞戈非尼	—	阿维鲁单抗：PD-L1 抑制剂 瑞戈非尼：泛靶点、抗血管生成多激酶抑制剂	II 期推荐剂量	362
NCT03801083	II	二线或后续治疗（AVC, iCCA, eCCA, GBC）	肿瘤浸润性淋巴细胞	—	肿瘤浸润性淋巴细胞	疾病客观缓解率	59

续表

临床研究注册号	研究阶段	研究设计（胆道肿瘤类型）	A 队列	B 队列	药物方案	主要结果	预期入组数量/例
NCT05429697	II/III	二线或后续治疗（iCCA, eCCA, GBC）	帕博利珠单抗+SMT-NK inj	帕博利珠单抗	帕博利珠单抗：PD-1 抗体 SMT-NK inj：同种异体自然杀伤细胞	无进展生存期	128
NCT04866836	II	二线或后续治疗（iCCA, eCCA, GBC）	替雷利珠单抗+放疗	—	替雷利珠单抗：PD-1 抗体	疾病客观缓解率	20
NCT05052099	I/II	二线或后续治疗（iCCA, eCCA, GBC）	mFOLFOX6 方案化疗+阿替利珠单抗+贝伐珠单抗	—	阿替利珠单抗：PD-L1 抗体；贝伐珠单抗：VEGF 抑制剂	疾病客观缓解率	35

续表

临床研究注册号	研究阶段	研究设计（胆道肿瘤类型）	A队列	B队列	药物方案	主要结果	预期入组数量/例
NCT05010681	Ⅱ	二线或后续治疗（iCCA）	信迪利单抗+仑伐替尼	—	信迪利单抗：PD-1抗体；仑伐替尼：泛靶点、血管生成抑制剂	疾病客观缓解率	25
NCT02829918	Ⅱ	二线或后续治疗（iCCA, eCCA, GBC）	纳武利尤单抗	—	纳武利尤单抗：PD-1抗体	疾病客观缓解率	54
NCT04809142	Ⅲ	二线或后续治疗（iCCA, eCCA, GBC）	TQB2450+安罗替尼	卡培他滨+奥沙利铂	TQB2450：PD-L1抑制剂；安罗替尼：PDGFR、FGFR、VEGFR和c-KIT酪氨酸激酶抑制剂	总生存期	392

续表

临床研究注册号	研究阶段	研究设计（胆道肿瘤类型）	A队列	B队列	药物方案	主要结果	预期入组数量/例
NCT04057365	II	二线或后续治疗（iCCA, eCCA, GBC）	纳武利尤单抗+DKN-01	—	纳武利尤单抗：PD-1抗体；DKN-01：抗DKK1蛋白的人源化单克隆抗体	疾病客观缓解率	30
NCT04550624	II	二线或后续治疗（iCCA, eCCA, GBC）	帕博利珠单抗+仑伐替尼	—	帕博利珠单抗：PD-1抗体；仑伐替尼：泛靶点、血管生成抑制剂	疾病客观缓解率	40

续表

临床研究注册号	研究阶段	研究设计（胆道肿瘤类型）	A队列	B队列	药物方案	主要结果	预期入组数量/例
NCT04298008	II	三线治疗（AVC, iCCA, eCCA, GBC）	ceralasertib（AZD6738）+度伐利尤单抗	—	ceralasertib：PI3K3抑制剂、ATR抑制剂；度伐利尤单抗：PD-L1抑制剂	疾病控制率	26

注：1. 汇总数据截至2022年12月1日。
2. 数据来源：美国临床试验注册数据库（ClinicalTrials.gov）。
3. 名词缩写：iCCA. 肝内胆管癌；eCCA. 肝外胆管癌；GBC. 胆囊癌；pCCA. 肝门部胆管癌；AVC. 壶腹癌 GMOX方案化疗. 药物包括吉西他滨和奥沙利铂；GC方案化疗. 药物包括吉西他滨和顺铂药物。

参考文献

[1] TELLA S H, KOMMALAPATI A, BORAD M J, et al. Second-line therapies in advanced biliary tract cancers[J]. Lancet Oncol, 2020, 21(1): e29-e41.
[2] BENAVIDES M, ANTÓN A, GALLEGO J, et al. Biliary tract cancers: SEOM clinical guidelines[J]. Clin Transl Oncol, 2015, 17(12): 982-987.
[3] VALLE J W, KELLEY R K, NERVI B, et al. Biliary tract cancer[J]. Lancet, 2021, 397(10272): 428-444.
[4] VALLE J W, VOGEL A, DENLINGER C S, et al. Addition of ramucirumab or merestinib to standard first-line chemotherapy for locally advanced or metastatic biliary tract cancer: A randomised, double-blind, multicentre, phase 2 study[J]. Lancet Oncol, 2021, 22(10): 1468-1482.
[5] XUE R, LI R, WANG J X, et al. Horizons on the therapy of biliary tract cancers: a state-of-the-art review[J]. J Clin Transl Hepatol, 2021, 9(4): 559-567.

[6] PRIMROSE J N, FOX R P, PALMER D H, et al. Capecitabine compared with observation in resected biliary tract cancer (BILCAP): a randomised, controlled, mbulticentre, phase 3 study[J]. Lancet Oncol, 2019, 20(5): 663-673.

[7] VALLE J, WASAN H, PALMER D H, et al. Cisplatin plus gemcitabine versus gemcitabine for biliary tract cancer[J]. N Engl J Med, 2010, 362(14): 1273-1281.

[8] LAMARCA A, PALMER D H, WASAN H S, et al. Second-line FOLFOX chemotherapy versus active symptom control for advanced biliary tract cancer (ABC-06): a phase 3, open-label, randomised, controlled trial[J]. Lancet Oncol, 2021, 22(5): 690-701.

[9] NAGTEGAAL I D, ODZE R D, KLIMSTRA D, et al. The 2019 WHO classification of tumours of the digestive system[J]. Histopathology, 2020, 76(2): 182-188.

[10] WEINBERG B A, XIU J, LINDBERG M R, et al. Molecular profiling of biliary cancers reveals distinct molecular alterations and potential therapeutic targets[J]. J Gastrointest Oncol, 2019, 10(4): 652-662.

[11] BORGER D R, TANABE K K, FAN K C, et al. Frequent mutation of isocitrate dehydrogenase (IDH)1 and IDH2 in cholangiocarcinoma identified through broad-based tumor genotyping[J]. Oncologist, 2012, 17(1): 72-79.

[12] GOEPPERT B, FRAUENSCHUH L, RENNER M, et al. BRAF V600E-specific immunohistochemistry reveals low mutation rates in biliary tract cancer and restriction to intrahepatic cholangiocarcinoma[J]. Mod Pathol, 2014, 27(7): 1028-1034.

[13] NAKAMURA H, ARAI Y, TOTOKI Y, et al. Genomic spectra of biliary tract cancer[J]. Nat Genet,

2015, 47(9): 1003-1010.

[14] WANG P, DONG Q, ZHANG C, et al. Mutations in isocitrate dehydrogenase 1 and 2 occur frequently in intrahepatic cholangiocarcinomas and share hypermethylation targets with glioblastomas[J]. Oncogene, 2013, 32(25): 3091-3100.

[15] QIU Z Q, JI J, XU Y, et al. Common DNA methylation changes in biliary tract cancers identify subtypes with different immune characteristics and clinical outcomes[J]. BMC Med, 2022, 20(1): 64.

[16] LI M L, ZHANG Z, LI X G, et al. Whole-exome and targeted gene sequencing of gallbladder carcinoma identifies recurrent mutations in the ErbB pathway[J]. Nat Genet, 2014, 46(8): 872-876.

[17] LOWERY M A, PTASHKIN R, JORDAN E, et al. Comprehensive molecular profiling of intrahepatic and extrahepatic cholangiocarcinomas: potential targets for intervention[J]. Clin Cancer Res, 2018, 24(17): 4154-4161.

[18] KIPP B R, VOSS J S, KERR S E, et al. Isocitrate dehydrogenase 1 and 2 mutations in cholangiocarcinoma[J]. Hum Pathol, 2012, 43(10): 1552-1558.

[19] LIN J Z, CAO Y H, YANG X, et al. Mutational spectrum and precision oncology for biliary tract carcinoma[J]. Theranostics, 2021, 11(10): 4585-4598.

[20] KENDALL T, VERHEIJ J, GAUDIO E, et al. Anatomical, histomorphological and molecular classification of cholangiocarcinoma[J]. Liver Int, 2019, 39 Suppl 1(s1): 7-18.

[21] LIAU J Y, TSAI J H, YUAN R H, et al. Morphological subclassification of intrahepatic cholangiocarcinoma: etiological, clinicopathological, and molecular features[J]. Mod Pathol, 2014, 27(8): 1163-1173.

[22] MA B Q, MENG H J, TIAN Y, et al. Distinct clinical and prognostic implication of IDH1/2 mutation and other most frequent mutations in large duct and small duct subtypes of intrahepatic cholangiocarcinoma[J]. BMC Cancer, 2020, 20(1): 318.

[23] JAIN A, KWONG L N, JAVLE M. Genomic profiling of biliary tract cancers and implications for clinical practice[J]. Curr Treat Options Oncol, 2016, 17(11): 58.

[24] CHUN Y S, JAVLE M. Systemic and adjuvant therapies for intrahepatic cholangiocarcinoma[J]. Cancer Control, 2017, 24(3): 594-599.

[25] BOERNER T, DRILL E, PAK L, et al. Genetic determinants of outcome in intrahepatic cholangiocarcinoma[J]. Hepatology, 2021, 74(3): 1429-1444.

[26] ROSS J S, WANG K, GAY L, et al. New routes to targeted therapy of intrahepatic cholangiocarcinomas revealed by next-generation sequencing[J]. Oncologist, 2014, 19(3): 235-242.

[27] GRAHAM R P, BARR FRITCHER E G, PESTOVA E, et al. Fibroblast growth factor receptor 2 translocations in intrahepatic cholangiocarcinoma[J]. Hum Pathol, 2014, 45(8): 1630-1638.

[28] CLEARY J M, RAGHAVAN S, WU Q B, et al. FGFR2 extracellular domain In-frame deletions are therapeutically targetable genomic alterations that function as oncogenic drivers in cholangiocarcinoma[J]. Cancer Discov, 2021, 11(10): 2488-2505.

[29] VERDAGUER H, SAURÍ T, ACOSTA D A, et al. ESMO scale for clinical actionability of molecular targets driving targeted treatment in patients with cholangiocarcinoma[J]. Clin Cancer Res, 2022,

28(8): 1662-1671.

[30] BUCKARMA E, DE LA CRUZ G, TRUTY M, et al. Impact of FGFR2 gene fusions on survival of patients with intrahepatic cholangiocarcinoma following curative intent resection[J]. HPB(Oxford), 2022, 24(10): 1748-1756.

[31] SIA D, LOSIC B, MOEINI A, et al. Massive parallel sequencing uncovers actionable FGFR2-PPHLN1 fusion and ARAF mutations in intrahepatic cholangiocarcinoma[J]. Nat Commun, 2015, 6: 6087.

[32] CHURI C R, SHROFF R, WANG Y, et al. Mutation profiling in cholangiocarcinoma: prognostic and therapeutic implications[J]. PloS One, 2014, 9(12): e115383.

[33] ZHENG Y W, QIN Y J, GONG W, et al. Specific genomic alterations and prognostic analysis of perihilar cholangiocarcinoma and distal cholangiocarcinoma[J]. J Gastrointest Oncol, 2021, 12(6): 2631-2642.

[34] PU X H, ZHU L Y, LI F, et al. Target molecular treatment markers in intrahepatic cholangiocarcinoma based on Chinese population[J]. Pathol Res Pract, 2020, 216(9): 153116.

[35] ZHU Z Z, DONG H, WU J G, et al. Targeted genomic profiling revealed a unique clinical phenotype in intrahepatic cholangiocarcinoma with fibroblast growth factor receptor rearrangement[J]. Transl Oncol, 2021, 14(10): 101168.

[36] LIN Y P, PENG L H, DONG L Q, et al. Geospatial immune heterogeneity reflects the diverse tumor-immune interactions in intrahepatic cholangiocarcinoma[J]. Cancer Discov, 2022, 12(10), 2350-2371.

[37] JIANG G P, ZHANG W, WANG T, et al. Characteristics of genomic alterations in Chinese cholangio-

carcinoma patients[J]. Jpn J Clin Oncol, 2020, 50(10): 1117-1125.

[38] DONG L P, LU D Y, CHEN R, et al. Proteogenomic characterization identifies clinically relevant subgroups of intrahepatic cholangiocarcinoma[J]. Cancer Cell, 2022, 40(1): 70-87.

[39] TOMCZAK A, SPRINGFELD C, DILL M T, et al. Precision oncology for intrahepatic cholangiocarcinoma in clinical practice[J]. Br J Cancer, 2022, 127(9): 1701-1708.

[40] WANG L R, ZHU H X, ZHAO Y M, et al. Comprehensive molecular profiling of intrahepatic cholangiocarcinoma in the Chinese population and therapeutic experience[J]. J Transl Med, 2020, 18(1): 273.

[41] YU H P, XU Y, GAO W, et al. Comprehensive germline and somatic genomic profiles of Chinese patients with biliary tract cancer[J]. Front Oncol, 2022, 12: 930611.

[42] CAO J Y, HU J, LIU S Q, et al. Intrahepatic cholangiocarcinoma: Genomic heterogeneity between eastern and western patients[J]. JCO Precis Oncol, 2020, 4: 557-569.

[43] JUSAKUL A, CUTCUTACHE I, YONG C H, et al. Whole-Genome and epigenomic landscapes of etiologically distinct subtypes of cholangiocarcinoma[J]. Cancer Discov, 2017, 7(10): 1116-1135.

[44] ZOU S S, LI J R, ZHOU H B, et al. Mutational landscape of intrahepatic cholangiocarcinoma[J]. Nat Commun, 2014, 5: 5696.

[45] JIANG T Y, PAN Y F, WAN Z H, et al. PTEN status determines chemosensitivity to proteasome inhibition in cholangiocarcinoma[J]. Sci Transl Med, 2020, 12(562): eaay0152.

[46] CHEN X F, WANG D Q, LIU J, et al. Genomic alterations in biliary tract cancer predict prognosis

and immunotherapy outcomes[J]. J Immunother Cancer, 2021, 9(11): e003214.

[47] LEE H, WANG K, JOHNSON A, et al. Comprehensive genomic profiling of extrahepatic cholangiocarcinoma reveals a long tail of therapeutic targets[J]. J Clin Pathol, 2016, 69(5): 403-408.

[48] XUE L, GUO C, ZHANG K, et al. Comprehensive molecular profiling of extrahepatic cholangiocarcinoma in Chinese population and potential targets for clinical practice[J]. Hepatobiliary Surg Nutr, 2019, 8(6): 615-622.

[49] ZHAO D Y, LIM K H. Current biologics for treatment of biliary tract cancers[J]. J Gastrointest Oncol, 2017, 8(3): 430-440.

[50] LIN J Z, DONG K, BAI Y, et al. Precision oncology for gallbladder cancer: Insights from genetic alterations and clinical practice[J]. Ann Transl Med, 2019, 7(18): 467.

[51] WANG K, XIE F, HU M T, et al. The characterization of IDH1 mutations in Chinese biliary tract cancers[J]. J Clin Oncol, 2020, 38(15_suppl): e16674.

[52] ROSS J S, WANG K, CATENACCI D V T, et al. Comprehensive genomic profiling of biliary tract cancers to reveal tumor-specific differences and genomic alterations[J]. J Clin Oncol, 2015, 33 (3_suppl): 231.

[53] HOLCOMBE R F, XIU J, PISHVAIAN M J, et al. Tumor profiling of biliary tract carcinomas to reveal distinct molecular alterations and potential therapeutic targets[J]. J Clin Oncol, 2015, 33(3_suppl): 285.

[54] MOEINI A, HABER P K, SIA D. Cell of origin in biliary tract cancers and clinical implications[J]. JHEP Rep, 2021, 3 (2): 100226.

[55] JAVLE M, BEKAII-SAAB T, JAIN A, et al. Biliary cancer: Utility of next-generation sequencing for

clinical management[J]. Cancer, 2016, 122(24): 3838-3847.

[56] HIRAOKA N, NITTA H, OHBA A, et al. Details of human epidermal growth factor receptor 2 status in 454 cases of biliary tract cancer[J]. Hum Pathol, 2020, 105: 9-19.

[57] MONTAL R, SIA D, MONTIRONI C, et al. Molecular classification and therapeutic targets in extrahepatic cholangiocarcinoma[J]. J Hepatol, 2020, 73(2): 315-327.

[58] YANG P, JAVLE M, PANG F, et al. Somatic genetic aberrations in gallbladder cancer: comparison between Chinese and US patients[J]. Hepatobiliary Surg Nutr, 2019, 8(6): 604-614.

[59] BATEMAN A C. DNA mismatch repair protein immunohistochemistry-an illustrated guide[J]. Histopathology, 2021, 79(2): 128-138.

[60] VANDERWALDE A, SPETZLER D, XIAO N, et al. Microsatellite instability status determined by next-generation sequencing and compared with PD-L1 and tumor mutational burden in 11,348 patients[J]. Cancer Med, 2018, 7(3): 746-756.

[61] GOEPPERT B, ROESSLER S, RENNER M, et al. Mismatch repair deficiency is a rare but putative therapeutically relevant finding in non-liver fluke associated cholangiocarcinoma[J]. Br J Cancer, 2019, 120(1): 109-114.

[62] YANG X, LIAN B, LI Y, et al. Genomic characterization and translational immunotherapy of microsatellite instability-high (MSI-H) in cholangiocarcinoma[J]. J Clin Oncol, 2022, 40(16_suppl): 4101.

[63] MODY K, STARR J, SAUL M, POORMAN K, et al. Patterns and genomic correlates of PD-L1

expression in patients with biliary tract cancers[J]. J Gastrointest Oncol, 2019, 10(6): 1099-1109.

[64] LI W, WANG Y Q, YU Y Y, et al. Toripalimab in advanced biliary tract cancer[J]. Innovation (Camb), 2022, 3 (4):100255.

[65] 辇伟奇, 聂勇战, 应建明, 等. 肿瘤突变负荷检测及临床应用中国专家共识（2020年版）[J]. 中国癌症防治杂志, 2020, 12（5）: 485-494.

[66] JAIN A, SHROFF RT, ZUO M, et al. Tumor mutational burden (TMB) and co-existing actionable mutations in biliary tract cancers (BTC)[J]. J Clin Oncol, 2017, 35(15_suppl): 4086.

[67] ABDEL-WAHAB R, ALI S M, BORAD M J, et al. Variations in DNA repair genomic alterations and tumor mutation burden in biliary tract cancer (BTC) subtypes[J]. J Clin Oncol, 2018, 36(4_suppl): 263.

[68] ZHANG W, SHI J P, WANG Y Y, et al. Next-generation sequencing-guided molecular-targeted therapy and immunotherapy for biliary tract cancers[J]. Cancer Immunol Immunother, 2021, 70(4): 1001-1014.

[69] ABOU-ALFA G K, SAHAI V, HOLLEBECQUE A, et al. Pemigatinib for previously treated, locally advanced or metastatic cholangiocarcinoma: a multicentre, open-label, phase 2 study[J]. Lancet Oncol, 2020, 21(5): 671-684.

[70] ABOU-ALFA G K, SAHAI V, HOLLEBECQUE A, et al. Pemigatinib for previously treated locally advanced/metastatic cholangiocarcinoma (CCA): update of FIGHT-202[J]. J Clin Oncol, 2021, 39(15_suppl): 4086.

[71] SHI G M, HUANG X Y, WEN T F, et al. 50P efficacy and safety of pemigatinib in Chinese patients

with unresectable, advanced/recurrent or metastatic intrahepatic cholangiocarcinoma with FGFR2 fusion or rearrangement that failed to prior systemic therapy[J]. Ann Oncol, 2021, 32(S5): S377.

[72] SHI G M, HUANG X Y, WEN T F, et al. Pemigatinib in previously treated Chinese patients with locally advanced or metastatic cholangiocarcinoma carrying FGFR2 fusions or rearrangements: a phase Ⅱ study [J/OL]. Cancer Med, 2022,00: 1-10[2022-11-15]. https://pubmed. ncbi. nlm. nih. gov/36127767/.

[73] The National Comprehensive Cancer Network (NCCN) guidelines. National Comprehensive Cancer Network, Inc. [US] https://www.nccn.org/guidelines/guidelines-detail?category=1&id=1438.

[74] GOYAL L, MERIC-BERNSTAM F, HOLLEBECQUE A, et al. Updated results of the FOENIX-CCA2 trial: efficacy and safety of futibatinib in intrahepatic cholangiocarcinoma (iCCA) harboring FGFR2 fusions/rearrangements[J]. J Clin Oncol, 2022, 40 (16_suppl):4009.

[75] BORAD M, JAVLE M, SHAIB W, et al. 59P efficacy of derazantinib in intrahepatic cholangiocarcinoma (iCCA) patients with FGFR2 fusions, mutations or amplifications[J]. Ann Oncol, 2022, 33(S7): S567-S568.

[76] GUO Y, YUAN C, YING J, et al. Phase Ⅰ result of ICP-192 (gunagratinib), a highly selective irreversible FGFR inhibitor, in patients with advanced solid tumors harboring FGFR pathway alterations[J]. J Clin Oncol, 2021, 39(15_suppl): 4092.

[77] JAVLE M, ROYCHOWDHURY S, KELLEY R K, et al. Infigratinib (BGJ398) in previously treated patients with advanced or metastatic cholangiocarcinoma with FGFR2 fusions or rearrangements: mature results from a multicentre, open-label, single-arm, phase 2 study[J]. Lancet Gastroenterol

Hepatol, 2021, 6(10): 803-815.

[78] GOYAL L, MERIC-BERNSTAM F, HOLLEBECQUE A, et al. Abstract CT010: primary results of phase 2 FOENIX-CCA2: the irreversible FGFR1-4 inhibitor futibatinib in intrahepatic cholangiocarcinoma (iCCA) with FGFR2 fusions/rearrangements[J]. Cancer Res, 2021, 81 (13_Supplement): CT010.

[79] GOYAL L, SHI L, LIU L Y, et al. TAS-120 overcomes resistance to ATP-competitive FGFR inhibitors in patients with FGFR2 fusion-positive intrahepatic cholangiocarcinoma[J]. Cancer Discov, 2019, 9(8): 1064-1079.

[80] SOOTOME H, FUJITA H, ITO K, et al. Futibatinib is a novel irreversible FGFR 1-4 inhibitor that shows selective antitumor activity against FGFR-deregulated tumors[J]. Cancer Res, 2020, 80(22): 4986-4997.

[81] YE D, GUAN K L, XIONG Y. Metabolism, activity, and targeting of D- and L-2-hydroxyglutarates[J]. Trends Cancer, 2018, 4(2): 151-165.

[82] GOYAL L, GOVINDAN A, SHETH R A, et al. Prognosis and clinicopathologic features of patients with advanced stage isocitrate dehydrogenase (IDH) mutant and IDH wild-type intrahepatic cholangiocarcinoma[J]. Oncologist, 2015, 20(9): 1019-1027.

[83] VALLE J W, LAMARCA A, GOYAL L, et al. New horizons for precision medicine in biliary tract cancers[J]. Cancer Discov, 2017, 7(9): 943-962.

[84] MOEINI A, SIA D, BARDEESY N, MAZZAFERRO V, et al. Molecular pathogenesis and targeted therapies for intrahepatic cholangiocarcinoma[J]. Clin Cancer Res, 2016, 22(2): 291-300.

[85] ZHU A X, MACARULLA T, JAVLE M M, et al. Final overall survival efficacy results of ivosidenib for patients with advanced cholangiocarcinoma with IDH1 mutation: the phase 3 randomized clinical clarIdhy trial[J]. JAMA Oncol, 2021, 7(11): 1669-1677.

[86] ABOU-ALFA G K, MACARULLA T, JAVLE M M, et al. Ivosidenib in IDH1-mutant, chemotherapy-refractory cholangiocarcinoma (ClarIDHy): a multicentre, randomised, double-blind, placebo-controlled, phase 3 study[J]. Lancet Oncol, 2020, 21(6): 796-807.

[87] CLEARY J M, ROUAISNEL B, DAINA A, et al. Secondary IDH1 resistance mutations and oncogenic IDH2 mutations cause acquired resistance to ivosidenib in cholangiocarcinoma[J]. NPJ Precis Oncol, 2022, 6(1):61.

[88] DOW J, KRYSZTOFIAK A, LIU Y, et al. Vulnerability of IDH1-Mutant cancers to histone deacetylase inhibition via orthogonal suppression of DNA repair[J]. Mol Cancer Res, 2021, 19(12): 2057-2067.

[89] WAN P T, GARNETT M J, ROE S M, et al. Mechanism of activation of the RAF-ERK signaling pathway by oncogenic mutations of B-RAF[J]. Cell, 2004, 116(6): 855-867.

[90] SUBBIAH V, LASSEN U, ÉLEZ E, et al. Dabrafenib plus trametinib in patients with BRAF V600E-mutated biliary tract cancer (ROAR): a phase 2, open-label, single-arm, multicentre basket trial[J]. Lancet Oncol, 2020, 21(9): 1234-1243.

[91] SALAMA A K S, LI S, MACRAE E R, et al. Dabrafenib and trametinib in patients with tumors with BRAF V600E mutations: results of the NCI-MATCH trial subprotocol H[J]. J Clin Oncol, 2020, 38(33): 3895-3904.

[92] SUBBIAH V, PUZANOV I, BLAY J Y, et al. Pan-cancer efficacy of vemurafenib in BRAF (V600)-mutant non-melanoma cancers[J]. Cancer Discov, 2020, 10(5): 657-663.

[93] KIM J W, LEE K H, KIM J W, et al. Enhanced antitumor effect of binimetinib in combination with capecitabine for biliary tract cancer patients with mutations in the RAS/RAF/MEK/ERK pathway: phase Ⅰb study[J]. Br J Cancer, 2019, 121(4): 332-339.

[94] ZHANG W, ZHOU H Y, WANG Y Y, et al. Systemic treatment of advanced or recurrent biliary tract cancer[J]. Biosci Trends, 2020, 14(5): 328-341.

[95] HUANG W C, TSAI C C, CHAN C C. Mutation analysis and copy number changes of KRAS and BRAF genes in Taiwanese cases of biliary tract cholangiocarcinoma[J]. J Formos Med Assoc, 2017, 116(6): 464-468.

[96] MULLIGAN L M. RET revisited: expanding the oncogenic portfolio[J]. Nat Rev Cancer, 2014, 14(3): 173-186.

[97] SUBBIAH V, CASSIER P A, SIENA S, et al. Pan-cancer efficacy of pralsetinib in patients with RET fusion-positive solid tumors from the phase 1/2 ARROW trial[J]. Nat Med, 2022, 28(8): 1640-1645.

[98] SUBBIAH V, WOLF J, KONDA B, et al. Tumour-agnostic efficacy and safety of selpercatinib in patients with RET fusion-positive solid tumours other than lung or thyroid tumours (LIBRETTO-001): a phase 1/2, open-label, basket trial[J]. Lancet Oncol, 2022, 23(10): 1261-1273.

[99] VAISHNAVI A, LE A T, DOEBELE R C. TRKing down an old oncogene in a new era of targeted therapy[J]. Cancer Discov, 2015, 5(1): 25-34.

[100] SOLOMON J P, LINKOV I, ROSADO A, et al. NTRK fusion detection across multiple assays and 33,997 cases: diagnostic implications and pitfalls[J]. Mod Pathol, 2020, 33(1): 38-46.

[101] HONG D S, DUBOIS S G, KUMMAR S, et al. Larotrectinib in patients with TRK fusion-positive solid tumours: a pooled analysis of three phase 1/2 clinical trials[J]. Lancet Oncol ,2020, 21(4): 531-540.

[102] ROLFO C D, DE BRAUD F G, DOEBELE R C, et al. Efficacy and safety of entrectinib in patients (pts) with NTRK-fusion positive (NTRK-fp) solid tumors: an updated integrated analysis[J]. J Clin Oncol, 2020, 38(suppl 15): 3605.

[103] KIM H J, YOO T W, PARK D I, et al. Gene amplification and protein overexpression of HER-2/neu in human extrahepatic cholangiocarcinoma as detected by chromogenic in situ hybridization and immunohistochemistry: its prognostic implication in node-positive patients[J]. Ann Oncol, 2007, 18(5): 892-897.

[104] JAVLE M, BORAD M J, AZAD N S, et al. Pertuzumab and trastuzumab for HER2-positive, metastatic biliary tract cancer (mypathway): a multicentre, open-label, phase 2a, multiple basket study[J]. Lancet Oncol, 2021, 22(9): 1290-1300.

[105] OHBA A, MORIZANE C, KAWAMOTO Y, et al. Trastuzumab deruxtecan (T-DXd; DS-8201) in patients (pts) with HER2-expressing unresectable or recurrent biliary tract cancer (BTC): an investigator-initiated multicenter phase 2 study (HERB trial)[J]. J Clin Oncol, 2022, 40(16_suppl): 4006.

[106] MARABELLE A, LE D T, ASCIERTO P A, et al. Efficacy of pembrolizumab in patients with noncolorectal high microsatellite instability/mismatch repair-deficient cancer: results from the phase

Ⅱ KEYNOTE-158 study[J]. J Clin Oncol, 2020, 38(1): 1-10.
[107] KIM R D, CHUNG V, ALESE O B, et al. A phase 2 multi-institutional study of nivolumab for patients with advanced refractory biliary tract cancer[J]. JAMA Oncol, 2020, 6(6): 888-894.
[108] OH D Y, HE A R, QIN S, et al. A phase 3 randomized, double-blind, placebo-controlled study of durvalumab in combination with gemcitabine plus cisplatin (GemCis) in patients (pts) with advanced biliary tract cancer (BTC): TOPAZ-1[J]. J Clin Oncol, 2022, 40(4_suppl): 378.
[109] VILLANUEVA L, LWIN Z, CHUNG H C C, et al. Lenvatinib plus pembrolizumab for patients with previously treated biliary tract cancers in the multicohort phase 2 LEAP-005 study[J]. J Clin Oncol, 2021, 39(15_suppl):4080.
[110] LIN J Z, YANG X, LONG J Y, et al. Pembrolizumab combined with lenvatinib as non-first-line therapy in patients with refractory biliary tract carcinoma[J]. Hepatobiliary Surg Nutr, 2020, 9(4): 414-424.
[111] OTT P A, BANG Y J, PIHA-PAUL S A, et al. T-cell-inflamed gene-expression profile, programmed death ligand 1 expression, and tumor mutational burden predict efficacy in patients treated with pembrolizumab across 20 cancers: KEYNOTE-028[J]. J Clin Oncol, 2019, 37(4): 318-327.
[112] PIHA-PAUL S A, OH D Y, UENO M, et al. Efficacy and safety of pembrolizumab for the treatment of advanced biliary cancer: results from the KEYNOTE-158 and KEYNOTE-028 studies[J]. Int J Cancer, 2020, 147(8): 2190-2198.
[113] KANG J, JEONG J H, HWANG H S, et al. Efficacy and safety of pembrolizumab in patients with

refractory advanced biliary tract cancer: tumor proportion score as a potential biomarker for response [J]. Cancer Res Treat, 2020, 52(2): 594-603.

[114] JAIN A, SHROFF R T, ZUO M, et al, Tumor mutational burden (TMB) and co-existing actionable mutations in biliary tract cancers (BTC)[J]. J Clin Oncol, 2017, 35(15_suppl): 4086.

[115] VALERO C, LEE M, HOEN D, et al. Response rates to anti-PD-1 immunotherapy in microsatellite-stable solid tumors with 10 or more mutations per megabase[J]. JAMA Oncol, 2021, 7(5): 739-743.

[116] BOILEVE A, HILMI M, GOUGIS P, et al. Triplet combination of durvalumab, tremelimumab, and paclitaxel in biliary tract carcinomas: safety run-in results of the randomized IMMUNOBIL PRODIGE 57 phase Ⅱ trial[J]. Eur J Cancer, 2021, 143: 55-63.

[117] LE DT, DURHAM J N, SMITH K N, et al. Mismatch repair deficiency predicts response of solid tumors to PD-1 blockade[J]. Science, 2017, 357(6349): 409-413.

[118] FENG K C, LIU Y T, ZHAO Y, et al. Efficacy and biomarker analysis of nivolumab plus gemcitabine and cisplatin in patients with unresectable or metastatic biliary tract cancers: results from a phase Ⅱ study[J]. J Immunother Cancer, 2020, 8(1):e000367.

[119] SAHAI V, GRIFFITH K A, BEG M S, et al. A randomized phase 2 trial of nivolumab, gemcitabine, and cisplatin or nivolumab and ipilimumab in previously untreated advanced biliary cancer: BilT-01[J]. Cancer, 2022, 128(19): 3523-3530.

[120] CHIANG N, BAI L, HUANG C, et al. 49P a phase Ⅱ trial of nivolumab and gemcitabine and S-1 as

the first-line treatment in patients with advanced biliary tract cancer[J]. Ann Oncol, 2021, 32: S377.

[121] CHEN X F, WU X F, WU H, et al. Camrelizumab plus gemcitabine and oxaliplatin (GEMOX) in patients with advanced biliary tract cancer: a single-arm, open-label, phase Ⅱ trial[J]. J Immunother Cancer, 2020, 8(2): e001240.

[122] OH D Y, LEE K H, LEE D W, et al. Gemcitabine and cisplatin plus durvalumab with or without tremelimumab in chemotherapy-naive patients with advanced biliary tract cancer: an open-label, single-centre, phase 2 study[J]. Lancet Gastroenterol Hepatol, 2022, 7(6): 522-532.

[123] VOGEL A, BOECK S, WAIDMANN O, et al. 52MO a randomized phase Ⅱ trial of durvalumab and tremelIMUmab with gemcitabine or gemcitabine and cisplatin compared to gemcitabine and cisplatin in treatment-naïve patients with CHolangio-and gallbladdEr carcinoma (IMMUCHEC)[J]. Ann Oncol, 2022, 33: S563.

[124] UENO M, MORIZANE C, IKEDA M, et al. 64P phase Ⅰ / Ⅱ study of nivolumab plus lenvatinib for advanced biliary tract cancer (JCOG1808/NCCH1817, SNIPE)[J]. Ann Oncol, 2022, 33: S569-S570.

[125] WANG D X, YANG X, LONG J Y, et al. The efficacy and safety of apatinib plus camrelizumab in patients with previously treated advanced biliary tract cancer: a prospective clinical study[J]. Front Oncol, 2021, 11: 646979.

[126] SHEN J, KONG W, ZHU S, et al. A phase Ⅱ study to evaluate the safety and efficacy of anlotinib combined with toripalimab for advanced biliary tract cancer[J]. J Clin Oncol, 2022, 40(16_suppl): 4077.

[127] ZONG H, ZHONG Q, ZHAO R, et al. Phase II study of anlotinib plus sintlimab as second-line treatment for patients with advanced biliary tract cancers[J]. J Clin Oncol, 2021, 39(3_suppl): 307.

[128] COUSIN S, CANTAREL C, GUEGAN J P, et al. Regorafenib-avelumab combination in patients with biliary tract cancer (REGOMUNE): a single-arm, open-label, phase II trial[J]. Eur J Cancer, 2022, 162: 161-169.

[129] ARKENAU H T, MARTIN-LIBERAL J, CALVO E, et al. Ramucirumab plus pembrolizumab in patients with previously treated advanced or metastatic biliary tract cancer: nonrandomized, open-label, phase I trial (JVDF)[J]. Oncologist, 2018, 23(12): 1407-e136.

[130] YARCHOAN M, COPE L, RUGGIERI A N, et al. Multicenter randomized phase II trial of atezolizumab with or without cobimetinib in biliary tract cancers[J]. J Clin Invest, 2021, 131(24): e152670.

[131] JIAN Z, FAN J, SHI G M, et al. Gemox chemotherapy in combination with anti-PD1 antibody toripalimab and lenvatinib as first-line treatment for advanced intrahepatic cholangiocarcinoma: a phase 2 clinical trial[J]. J Clin Oncol, 2021, 39(15_suppl): 4094.

[132] LI J P, QI X, WEI Q, et al. A phase 2, randomized, open-label, multicenter study of sintilimab and anlotinib in combination with gemcitabine plus cisplatin (GemCis) as first-line therapy in patients (pts) with advanced biliary tract cancer (BTC): SAGC[J]. J Clin Oncol, 2022, 40(16_suppl): 4100.

[133] WANG X, FU S, ZHENG K, et al. 60P a phase II trial of hepatic arterial infusion chemotherapy and bevacizumab in combination with toripalimab for advanced biliary tract cancers: Interim report[J]. Ann Oncol, 2022, 33(S7): S568.

[134] LI H. 65P a single-arm, open-label, phase Ⅱ study of tislelizumab combined with lenvatinib and Gemox regimen for conversion therapy of potentially resectable locally advanced biliary tract cancers[J]. Ann Oncol, 2022, 33(S7): S570.

[135] KLEIN O, KEE D, NAGRIAL A, et al. Evaluation of combination nivolumab and ipilimumab immunotherapy in patients with advanced biliary tract cancers: subgroup analysis of a phase 2 nonrandomized clinical trial[J]. JAMA Oncol, 2020, 6(9): 1405-1409.